W0256544

Udo A. Zifko
Artur P. Worseg (Hrsg.)

Das Karpaltunnelsyndrom

Diagnose und Therapie

Mit Beiträgen von
W. Bily, M. J. Breitenseher, S. Fitzal, W. Grisold,
M. Leixnering, H. Millesi, M. Mumenthaler,
H. Piza-Katzer, H. Resch, E. Sadek, E. Scherzer,
M. Tschabitscher, E. Valic, A. P. Worseg,
M. Zettel-Tomenendal und U. A. Zifko

Springer-Verlag Wien GmbH

Prim. Univ.-Doz. Dr. Udo A. Zifko
Sonderkrankenanstalt für Neurologie
Bad Pirawarth, Österreich

Univ.-Doz. Dr. Artur P. Worseg
Ludwig-Boltzmann-Institut für Endoskopische Weichteilchirurgie
Abteilung für Plastische Chirurgie
Wilhelminenspital
Wien, Österreich

© 1999 Springer-Verlag Wien
Ursprünglich erschienen bei Springer-Verlag Wien New York 1999

Satz: Herbert Hutz, A-1210 Wien

Gedruckt auf säurefreiem, chlorfrei gebleichtem Papier – TCF
SPIN: 10636015

Mit 32 Abbildungen

ISBN 978-3-211-83214-1   ISBN 978-3-7091-3741-3 (eBook)
DOI 10.1007/978-3-7091-3741-3

Gewidmet allen Patienten,
die in Vergangenheit und Zukunft
unserer Hilfe bedürfen.

Vorwort

Das Karpaltunnelsyndrom stellt die häufigste periphere Nervenläsion dar. Die steigenden Inzidenzzahlen in den vergangenen Jahrzehnten resultieren aus einer Kombination von verbesserter Kenntnis dieses Krankheitsbildes, verbesserter apparativer Diagnostik durch laufende technische Verbesserungen in der Elektrophysiologie sowie aus vermehrter unphysiologischer Beanspruchung des Handgelenkes durch geänderte Arbeitsbedingungen. Trotzdem werden häufig Patienten mit Karpaltunnelsyndrom als Zervikalsyndrom, Bandscheibenvorfall oder schmerzhafte Polyneuropathie verkannt und fehlbehandelt. Nicht selten irren Patienten zu einer Vielzahl physikalischer Therapien und sammeln eine Reihe von Röntgen-, Computer- und Magnetresonanzbildern von Halswirbelsäule, Schulter, Arm und Hand. Aber auch die richtige Diagnose vereinfacht nicht immer die weitere Betreuung des Patienten. Eine Vielzahl von mehr oder wenig gut dokumentierten Therapieformen steht dem behandelnden Arzt zur Verfügung. Insbesondere die Entscheidung zwischen konservativer und operativer Therapie ist nach wie vor kontroversiell diskutiert. Neue Operationstechniken wie etwa die endoskopische Karpaltunnelspaltung oder minimal invasiv offene Operationstechniken führen nicht selten zur Verunsicherung von Patient und Arzt.

Das Ziel dieses Buches ist es, die verschiedenen Aspekte des Karpaltunnelsyndroms zu beleuchten und insbesondere neue diagnostische und therapeutische Möglichkeiten aufzuzeigen. Die Zusammenstellung der Autoren wurde so gewählt, daß klinische, anatomische, diagnostische, therapeutische und nicht zuletzt gutachtliche Themen dargestellt und kompetent diskutiert werden. Gerade die Diagnose und Therapie des Karpaltunnelsyndroms erfordern interdisziplinäres Verständnis, welches durch das vorliegende Buch erleichtert werden soll.

Somit wird dieses Buch jedem Arzt und Therapeuten, der mit peripheren Nervenläsionen und Brachialgien konfrontiert ist, als Referenz und Nachschlagewerk dienen.

Udo A. Zifko / Artur P. Worseg

Inhaltsverzeichnis

Zur Anatomie des Canalis carpi

Manfred Tschabitscher

Einleitung

Der Karpaltunnel *(Canalis carpi)* stellt die Verbindung zwischen distalem Unterarm und tiefer Hohlhand dar und beheimatet alle Sehnen der langen Fingerbeugemuskeln sowie den *Nervus medianus*. Seine klinische Bedeutung ergibt sich primär aus der möglichen Entstehung eines Mißverhältnisses zwischen der Geräumigkeit des Tunnels und seines Inhaltes. Durch mechanischen Druck als auch durch Unterbrechung der Blutzufuhr zu den Nervenhüllen kann es zu einer Beeinträchtigung der Leitfähigkeit des *Nervus medianus* kommen. Das daraus resultierende Karpaltunnelsyndrom stellt die häufigste und wichtigste aller peripheren neurologischen Engpaßerkrankungen dar.

Oberflächenstrukturen

Die meist sehr dünne Haut über der Karpalregion ist aufgrund des straffen, beinahe fettfreien Unterhautbindegewebes nur wenig verschieblich. In diesem Bindegewebe – d. h. oberflächlich der *Fascia antebrachii superficialis* – liegt ein ausgeprägtes, dünnkalibriges Venennetz.

Die oberflächliche Unterarmfaszie setzt sich als *Lig. carpi palmare* bis auf die Palmaraponeurose fort. Dabei bedeckt das Band die Sehne des *M. palmaris longus*. Die Fasern der Sehne strahlen in longitudinaler Richtung bis in Höhe der Fingergrundgelenke aus und gehen im Bereich des *Lig. metacarpale transversum superficiale (= Lig. natatorium)* in den Halteapparat zur Haut über. Diese Längsbänder existieren aber auch, wenn kein *M. palmaris longus* vorhanden ist (in ca. 13%). Durchwebt ist dieses longitudinale System von quer und schräg verlaufenden Faserzügen, die Beziehung zum *M. palmaris brevis* haben.

Zwischen dem oberflächlichen Blatt der Faszie und der *Fascia antebrachii profunda*, die in das *Lig. carpi transversum* übergeht, liegen der oberflächliche Ast der *A. radialis* und die *A. ulnaris*.

Am Übergang des *Lig. carpi palmare* auf das *Lig. transversum carpi* „spaltet" sich ersteres sowohl nach radial wie auch nach ulnar und umschließt so radial die Sehnenscheide des *M. flexor carpi radialis,* und ulnar entsteht die GUYONsche Loge.

Oberflächenanatomie der Hand

Mit Hilfe der aus der Chiromantie bekannten Handlinien lassen sich Hilfslinien konstruieren, die zu den in der Tiefe gelegenene Strukturen (z. B. oberflächlicher Hohlhandbogen, *Ramus thenaris n. mediani* u. a.) eine enge und ziemlich konstante Beziehung haben (Abb. 1).

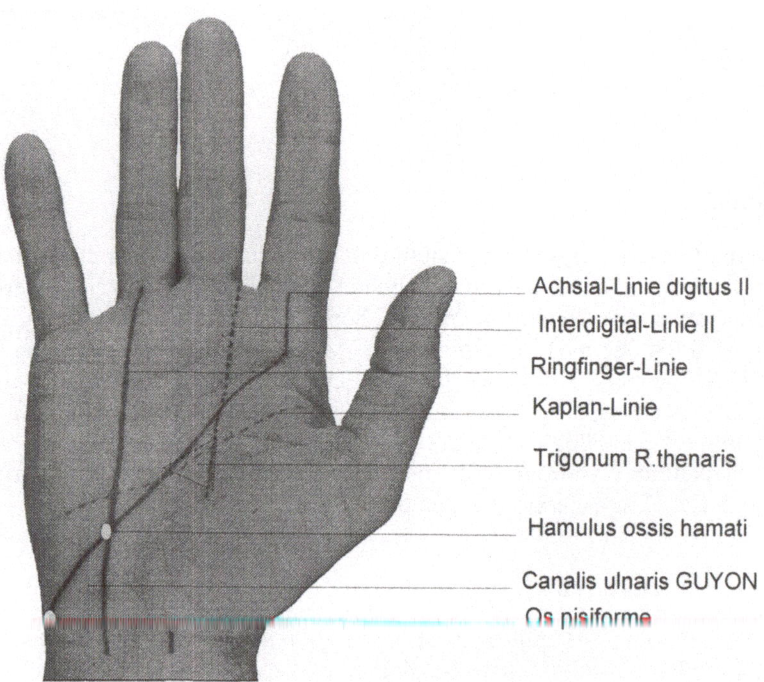

Abb. 1. Anhand von anatomischen Leitstrukturen lassen sich wesentliche tiefe Strukturen auf die Handfläche projizieren. Dies ist besonders bei der endoskopischen Karpaltunnelspaltung hilfreich.

Canalis carpi

Ganz allgemein versteht man unter dem *Canalis carpi* eine osteofibröse Verbindung zwischen Unterarm und Hohlhand, die – wie der Name sagt – im Bereich des *Carpus* gelegen ist. Von der knöchernen Seite her ist der Kanal auf der ularen Seite vom *Os pisiforme* und dem *Hamulus ossis hamati* begrenzt *(Eminentia carpi ulnaris),* auf der radialen Seite einerseits vom *Tuberculum ossis navicularis* und andererseits vom *Tuberculum ossis trapezii (Eminentia carpi radialis)* (Abb. 2). Bedeckt sind die Karpalknochen von einem Bandapparat, der damit den eigentlichen Boden der Rinne bildet. Zum Kanal vervollständigt wird sie durch das *Lig. transversum carpi (= Retinaculum flexorum)*, das den oberflächlichen Anteil eines in drei Etagen zu gliedernden Bandsystems darstellt. Die mittlere Schicht wird durch das *Lig. collaterale carpi radiale* sowie den radiocarpalen Bandapparat (im besonderen durch das *Lig. carpi radiatum*) repräsentiert. Dieser Bandapparat ist in zwei nach proximal offene V-Formationen angeordnet. Die ulnocarpalen Bänder sind an der Begrenzung des Bodens nicht beteiligt. Die tiefe Schicht wird von den kurzen interossären Bändern gebildet.

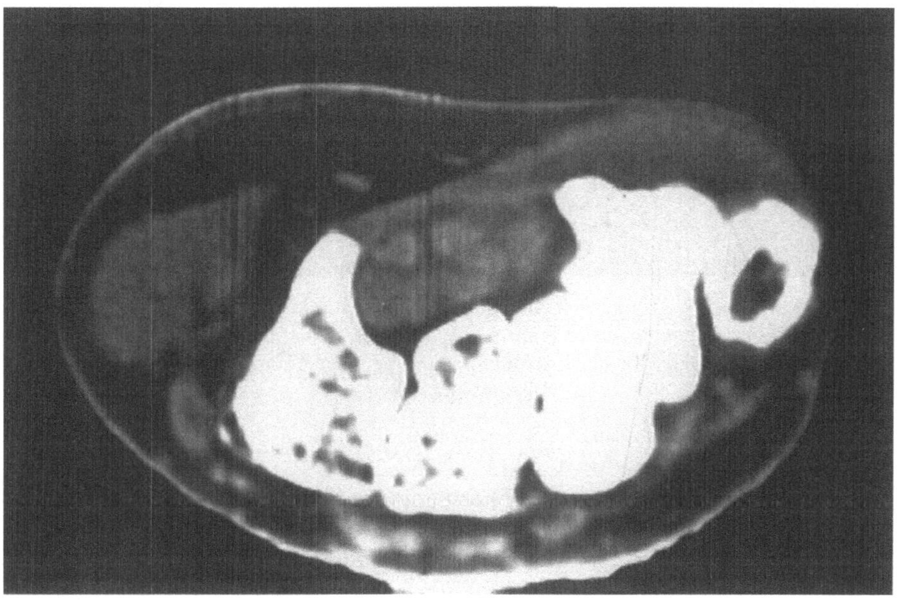

Abb. 2. Axialer CT-Schnitt durch die distale Handwurzelreihe zur Darstellung der knöchernen Begrenzungen des Karpalkanals. Deutliche Abgrenzung des *Retinaculum flexorum.*

Nicht zu verwechseln mit dem eben beschriebenen Bandapparat ist der Faszienapparat, der sich ebenfalls in mehrere Schichten gliedern läßt. Diese teils eng aneinanderliegenden Faszienschichten sind besonders im Rahmen der endoskopischen Karpaltunnelspaltung von Bedeutung, da die Gefahr einer Fehlplazierung der Kanüle besteht (Abb. 3).

Der Inhalt des *Canalis carpi* besteht somit aus den 9 Sehnen folgender Muskeln: *M. flexor digitorum superficialis, M. flexor digitorum profundus* und, durch ein Septum von den vorgenannten getrennt, der *M. flexor pollicis longus.* Diese Sehnen liegen in ihren *Vaginae synoviales tendinorum.*

Vom *Lig. transversum carpi* ziehen Fasern in die Tiefe zum *Os scaphoideum* und *Os trapezoideum.* So kommt die Sehne des *M. flexor carpi radialis* in einen eigenen kleinen Kanal außerhalb des *Canalis carpi* zu liegen.

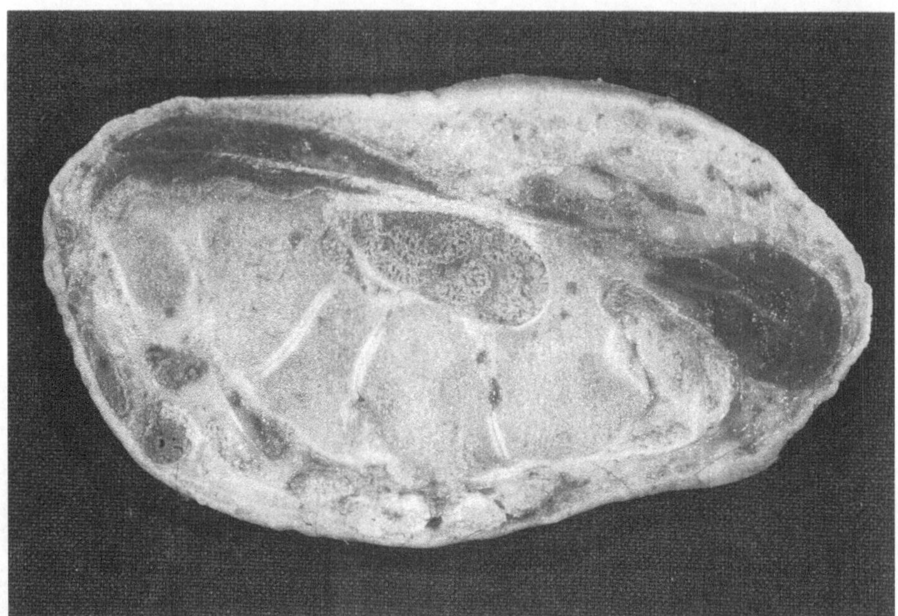

Abb. 3. Auf Grund der engen Nachbarschaft zwischen den Blättern der *Fascia palmaris* und dem *Retinaculum flexorum* kann es im Rahmen der endoskopischen Karpaltunnel-spaltung zur Fehlplazierung der Instrumente kommen (linke Hand; Schnitt durch die distale Handwurzelreihe).

Ligamentum transversum carpi (Retinaculum flexorum)

Die *Fascia antebrachii* geht proximal der palmaren Handwurzelregion kontinuier-lich in die querverlaufenden oberflächlichen *(Lig. carpi palmare)* und tiefen Ver-stärkungszüge *(Lig. transversum carpi)* über. Das *Lig. carpi transversum* spannt sich als kräftiger Faserstrang zwischen der *Eminentia carpi radialis* und *ulnaris*. Sein proximaler Rand projiziert sich auf die proximale Reihe der Handwurzel-knochen, sein distaler Rand über die Basen der Mittelhandknochen II–IV. Die mitt-lere Länge des *Lig. transversum carpi* (= Breite des *Canalis carpi*) beträgt 2,6 cm, die Breite des Ligaments (= Länge des *Canalis carpi*) 2,15 cm. Die Dicke des *Lig. transversum carpi* beträgt zwischen 0,50 mm (distal und proximal) und 0,90 mm (zentral).

N. medianus

Im Gleitspalt des Mesotendineum, oberflächlich unter dem *Lig. carpi transversum* liegt knapp radial der Medianen (in ca. 45%) der *N. medianus*. Zwischen dem Sehnenscheidensack der Flexoren und dem *Lig. transversum carpi* ist der *N. medi-anus* als Ausdruck der engen Raumverhältnisse ziemlich stark abgeplattet. Er liegt ulnar der Sehne des *M. flexor carpi radialis* und, so ein *M. palmaris longis* vorhanden (in ca. 87%), meistens radial seiner Sehne. Leitstruktur für den weiteren Verlauf ist die dorsal von ihm gelegene Sehne des *M. flexor digitorum superficialis* für den Zeigefinger.

Der *N. medianus* versorgt die Pronatoren des Unterarmes, *M. palmaris longus*, *M. flexor carpi radialis*, oberflächliche und tiefe (ausgenommen 4. + 5. Finger) Flexorenmuskulatur sowie durch einen *R. thenaris* die Thenarmuskulatur (ausgenommen *M. adductor pollicis* und *Caput profundum* des *M. flexor pollicis brevis*) sowie die *Mm. lumbricales* I + II (ev. III).

Das autonome Versorgungsgebiet der Haut liegt im Bereich des Endgliedes des 2. + 3. Fingers (dorsal wie volar). Der *R. palmaris* versorgt die radiale Seite des Handgelenkes, die Haut über dem Thenar sowie die radiale Hohlhandseite. Dieser Ast teilt sich in mehrere variabel endende Äste auf, welche besonders bei den offenen Karpaltunnelspaltungen gefährdet sein können. Die *Nn. digiti communes* bzw. *proprii* versorgen Daumen, Zeigefinger, Mittelfinger und die radiale Seite des Ringfingers (dorsal – ausgenommen Daumen – und volar). Hinzu kommen noch reichlich vegetative Nervenfasern.

N. ulnaris

Im Handwurzelbereich hat der *N. ulnaris* einen eigenen Kanal, um vom Unterarm in die Hohlhand zu gelangen. Oberhalb des *Lig. transversum carpi* zieht der *N. ulnaris*, begleitet von der *A. ulnaris* radial des *Os pisiforme* unter den Ausläufern des *Lig. carpi palmare* im *Canalis ulnaris;* er wird auch als GUYONsche Loge bezeichnet. Am Ende dieses kurzen Kanales teilt sich der Nerv in einen 1. vorwiegend motorischen *Ramus profundus* für die Hypothenarmuskulatur und *Mm. lumbricales* III + IV, *M. adductor pollicis* und *Caput profundum* des *M. flexor pollicis brevis*, alle *Mm. interossei* sowie den 2. sensiblen *Ramus superficialis* mit seinem *R. palmaris n. ulnaris*. Dieser *R. palmaris n. ulnaris* kann bei weit ulnar gelegener Inzision im Rahmen der endoskopischen Karpaltunnelspaltung gefährdet sein.

Nervenanastomosen

Der tiefe und auch der oberflächliche Ulnarisast haben Anastomosen mit dem *N. medianus* im Hohlhandbereich; diejenige, die durch den *M. flexor pollicis brevis* zieht, wird als *Ansa thenaris* = RICHE-CANNIEUsche Anastomose bezeichnet. Hinzu kommt eine variable Anastomose, im proximalen Unterarmdrittel gelegen: MARTIN-GRUBER-Anastomose. Der sehr variabel verlaufende sensible *Ramus communicans n. ulnaris* tauscht Fasern zwischen vierten und dritten gemeinsamen Fingernerven aus und kann auf Grund seines Naheverhältnisses zum distalen Rand des *Ligamentum transversum carpi* (0,5 cm) bei der endoskopischen Karpaltunnelspaltung gefährdet sein.

Relevante anatomische Variationen im Canalis carpi

– Verlauf des *N. medianus*
– *A. mediana* (Abb. 4)

– Verdopplung oder Distalverlagerung des Muskelbauches des *M. palmaris longus*
– Proximalverlagerung eines *M. lumbricalis*
– Verlauf des *N. ulnaris* im *Canalis carpi*.

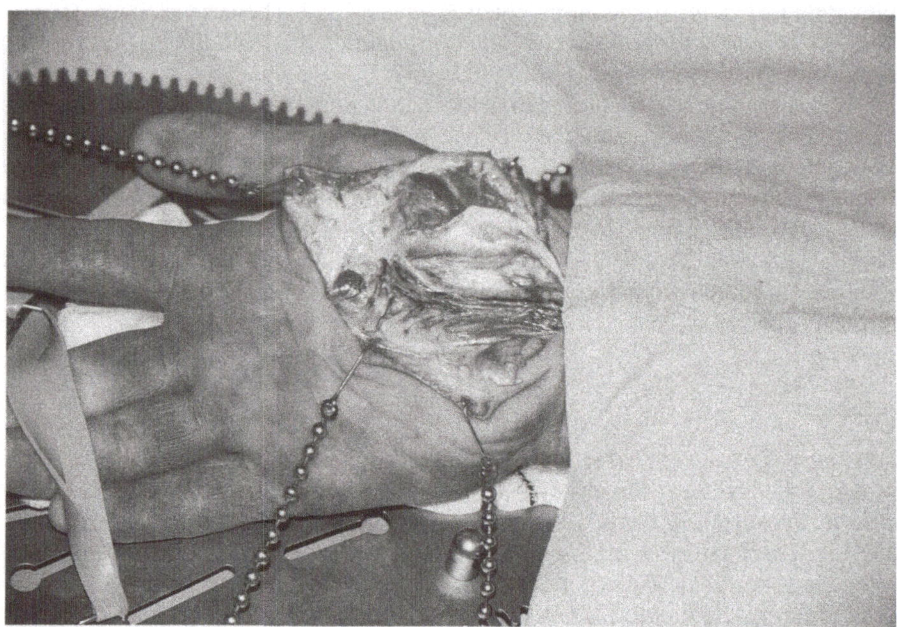

Abb. 4. *Arteria mediana* als Ursache für ein Karpaltunnelsyndrom bei einem 36jährigen Mann.

Literatur

Cobb TK, Dalley BK, Posteraro RH, Lewis RC (1993) Anatomy of the flexor retinaculum. J Hand Surg 18A: 91–99.

Davlin LB, Aulicino PL, Bergfield TL (1992) Anatomical variations of the median nerve at the wrist. Orthopaedic Rev: 955–959.

Davlin LB, Aulicino PL, Bergfield TL (1991) Sensory neural loop of the median nerve at the carpal tunnel. J Hand Surg 16A: 863–865.

Engber WD, Gmeiner JG (1980) Palmar cutaneous branch of the ulnar nerve. J Hand Surg 11: 26–29.

Goto S, Kojima T (1993) An anomalous lumbrical muscle with an independent muscle belly associated with carpal tunnel syndrome. Handchir Mikrochir Plast Chir 25: 72–74.

Lee DH, Masear VR, Meyer RD, Stevens DM, Colgin S (1992) Endoscopic carpal tunnel release: A cadaveric study. J Hand Surg 17A: 1003–1008.

Levy HL, Soifer TB, Kleinbart FA, Lemac LJ, Bryk E (1993) Endoscopic carpal tunnel release: An anatomic study. Arthroscopy 9 (1): 1–4.

MacDonald RI, Lichtman DM, Hanlon JJ, Wilson JN (1978) Complications of surgical release for carpal tunnel syndrome. J Hand Surg 3 (1): 70–76.

May Jr JW, Rosen H (1981) Division of the sensory ramus communicans between the ulnar and median nerves: A complication following carpal tunnel release. J Bone Joint Surg 63A: 836–838.

Meals RA, Shaner M (1983) Variations in digital sensory patterns: A study of the ulnar nerve-median nerve palmar communicating branch. J Hand Surg 8: 411–414.

Naff N, Dellon AL, Mackinnon SE (1993) The anatomical course of the palmar cutaneous branch of the median nerve, including a description of its own unique tunnel. J Hand Surg 18B: 316-317.

Rotman MB, Manske PR (1993) Anatomic relationships of an endoscopic carpal tunnel device to surrounding structures. J Hand Surg 18A: 442–450.

Schwartz JT, Waters PM, Simmons BP (1993) Endoscopic carpal tunnel release: A cadaveric study. Arthroscopy 9: 209–213.

Siegl JL, Davlin LB, Aulicino PL (1993) An anatomical variation of the palmar cutaneous branch of the median nerve. J Hand Surg 18B: 182–183.

Zenn MR, Hoffman L, Latrenta G, Hotchkiss R (1992) Variations in digital nerve anatomy. J Hand Surg 17A: 1033–1036.

Schmidt HM, Moser Th, Lucas D (1987) Klinisch-anatomische Untersuchungen des Karpaltunnels der menschlichen Hand. Plast Mikr Handchir 19: 145–152.

Korrespondenz: Univ.-Prof. Dr. Manfred Tschabitscher, 1. Anatomisches Institut der Universität Wien, Währinger Straße 13, A-1190 Wien, Österreich. Tel./Fax 0043-1-40480-222. E-Mail: manfred.tschabitscher@univie.ac.at

Klinische Befunde beim Karpaltunnelsyndrom

Wolfgang Grisold

Das Karpaltunnelsyndrom (KTS) ist eine häufig auftretende Mononeuropathie des peripheren Nervensystems, welche durch sensible, motorische, selten autonome Symptome und Befunde gekennzeichnet ist. Lokale und bis in die proximalen oberen Extremitäten ausstrahlende Schmerzsyndrome und Brachialgien gehören oft zum Krankheitsbild. Trotz dieser bekannten Charakteristika sind KTS individuell unterschiedlich ausgeprägt. Die Interpretation dieser Symptome und Befunde erfordert neben einer ausführlichen Anamnese klinische Erfahrung und Kenntnis der Differentialdiagnosen. Diese Zusammenfassung erläutert Symptome und Befunde, Differentialdiagnosen und Störungen, bei denen KTS assoziiert sind.

Epidemiologie

Obwohl das KTS eine häufige Diagnose in der peripheren Neurologie ist, gibt es kaum Angaben über das Vorkommen in der Bevölkerung [11]. Eine Studie der Mayo Clinic (1961–1980) ergab eine jährliche Inzidenz von 99/100 000 [20]. Andere Studien geben Häufigkeiten bis zu 515/100 000 an [15]. Frauen sind öfter als Männer betroffen, wobei die Angaben von 7:3 bis 3:1 schwanken. Einigkeit besteht, daß das KTS vorwiegend in der Altersgruppe zwischen 40 und 60 Jahren auftritt. Die dominierende Hand ist häufiger betroffen, bilaterale Veränderungen liegen oft vor. Inwieweit die zunehmende Häufigkeit des KTS durch erhöhte Aufmerksamkeit und verbesserte Diagnostik auftritt oder tatsächlich häufiger vorkommt, ist ungewiß.

Kindliche KTS sind extrem selten (1 Kind von 1016 Fällen in der Serie von Jones [16]). Bei geriatrischen Patienten wird das Vorkommen von KTS vermutlich unterschätzt und auch in gerontoneurologischen Lehrbüchern kaum erwähnt [7, 9].

Klinische Untersuchung

Das KTS entwickelt sich beim Großteil der Patienten langsam. Nächtliche Parästhesien, Einschlafen der Hände, häufig notwendiges Schütteln, um die sensiblen

Mißempfindungen zu beseitigen, sind oft geäußerte anamnestische Angaben [12, 15, 18, 19, 21]; auch Ungeschicklichkeit („mir fällt alles aus der Hand") oder funktionelle Einschränkung der Thenarmuskulatur (Krämpfe bei feinmotorischer Tätigkeit). Nur selten entwickeln sich KTS akut. Manuelle Tätigkeit im Beruf oder Freizeit sollte erfragt und der Bewegungsablauf präzisiert werden.

Bei der Inspektion sollte der Thenarmuskulatur besondere Aufmerksamkeit geschenkt werden, und beide Seiten sollten verglichen werden (Abb. 1). Die Thenaratrophie ist ein wichtiger Befund und weist auf eine axonale Nervenläsion. Hautveränderungen, trophische Störungen, Veränderung des Nagelwachstums und der Behaarung sind sehr selten. Die Durchführung von feinmotorischen Tätigkeiten (Schreiben, Pinzettengriff) kann Aufschlüsse über die Haltung des Daumens (Supination bei Thenaratrophie) geben.

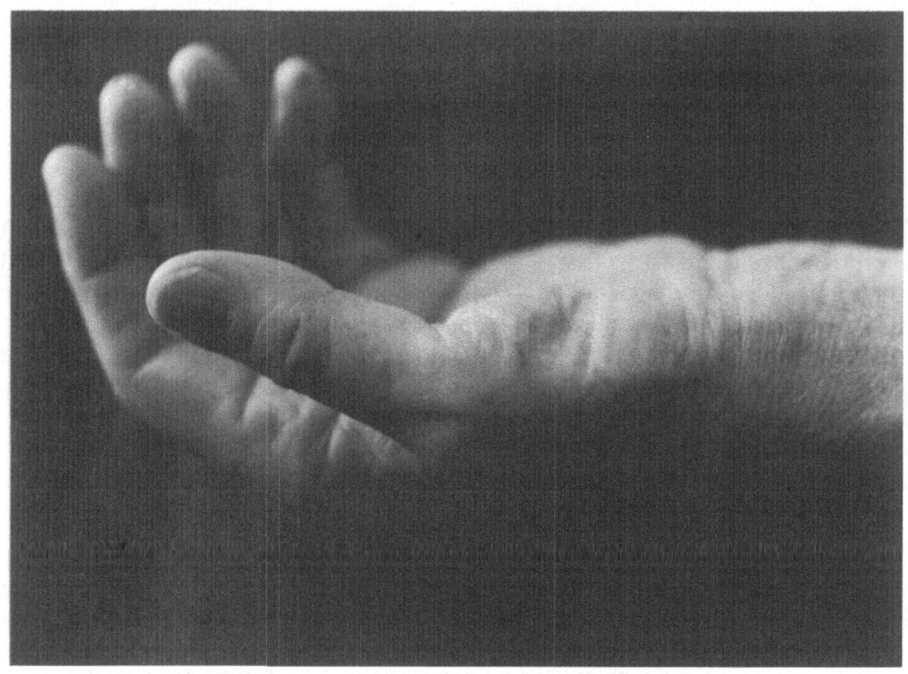

Abb. 1. Ausgeprägte Thenaratrophie bei Karpaltunnelsyndrom.

Das Spektrum der Sensibilitätsstörungen umfaßt eine Reihe von Symptomen, kontrastiert von bescheidenen objektiven Befunden. Die Patienten klagen vorwiegend über „eingeschlafene Hände", wobei diese Angaben sich auf die Nacht (wo sie oft durch Lagerung ausgelöst werden), seltener auf den Tag beziehen. Bestehen dauernd Sensibilitätsstörungen, so werden diese oft spontan vom Patienten „in allen Fingern" angegeben, wobei erst nach genauer Befragung die Aussparung des 5. und teilweise 4. Fingers differenziert werden kann. Hilfreich ist auch, daß die sensible Versorgung der Finger 2 und 3 durch den *N. medianus* an deren Spitze sich auch nach knapp dorsal ausdehnt. Die sensiblen Angaben können aber auch durch Ungeschicklichkeit (Knöpfe öffnen, schließen) oder andere feinmotorische Tätigkeiten in Erscheinung treten. Objektiv sollte das Gefühl über Thenar und Handfläche (*Ramus palmaris* geht vor dem Karpaltunnel ab) verschont sein. Welche sensiblen Qualitäten tatsächlich am signifikantesten betroffen sind, wird im Schrifttum verschieden beurteilt. Zweipunktdiskrimination [3], Vibration [17] und in letzter Zeit der Einsatz des Semmes-Weinstein-Monofilament-Testes sollen Aufschluß geben. Anatomisch ist zu bemerken, daß die Spitze des 2. und 3. Fingers am deutlichsten betroffen ist, was dem autonomen Gebiet des *N. medianus* entspricht.

Selten sind motorische Beschwerden im Sinne von Kraftlosigkeit ein für den Patienten bedeutsames Symptom. Die Patienten berichten vielmehr von Schwierigkeiten bei feinmotorischen Tätigkeiten, verminderte Ausdauer beim Pinzettengriff, bei fortgeschrittenen Stadien über das Auftreten von Muskelkrämpfen. Da bei den motorischen Beschwerden mehr die Funktion als das tatsächliche Kraftausmaß betroffen ist, spricht man auch von einer „funktionellen Disability" [3]. Bemerkenswert ist, daß die Beschwerden im Zusammenhang mit manueller Aktivität auftreten. Auch der Zeitpunkt ist aufschlußreich: bei manuell tätigen Professionisten während der Arbeitswoche, bei Büroangestellten während der manuellen Hobbytätigkeit am Wochenende.

Objektiv ist die Thenaratrophie besonders im Seitenvergleich zu sehen. Bei der Prüfung des Muskels sollte man berücksichtigen, daß die Abduktion des Daumens in der Vertikalebene zur Handfläche erfolgt, um Verwechslungen mit den Fingerbeugern und langen Extensoren zu vermeiden.

Schmerzen sind ein wichtiger Aspekt des KTS. Das Schmerzsyndrom kann lokal im Handgelenk auftreten oder strahlt auch über die radiale Seite des Unterarmes aus. Die Schmerzausstrahlung kann aber noch weiter nach proximal ausstrahlen, wobei nach proximal sogar die Schulter erreicht werden kann. Diese Beschwerden treten vorwiegend in der Nacht auf und werden auch als *Brachialgia nocturna* bezeichnet. Die proximale Ausstrahlung kann zu Verwechslungen mit cervikalen Bandscheibenläsionen oder Plexopathien führen. Viele Patienten, die zur neurologischen Konsultation geschickt werden, haben bereits mehrere frustrane diagnostische Untersuchungen der Halswirbelsäule hinter sich. Andererseits ist zu berücksichtigen, daß Schmerzsyndrome beim KTS fast immer in lokaler Beziehung zum Handgelenk stehen und nicht isoliert am Oberarm oder an der Schulter vorliegen.

Obwohl der *N. medianus* viele autonome Fasern beinhaltet, sind autonome Störungen wie Hautveränderungen, Schweißsekretionsstörungen, trophische Störung des Nagelwachstums selten. Aus der eigenen Erfahrung ist zu sagen, daß diese Störungen vorwiegend bei bereits operierten KTS möglicherweise iatrogen bedingt vorkommen können.

Provokationstests sind ein wichtiger Bestandteil der klinischen Untersuchung. Von den in der Literatur erwähnten Tests [15] sind das Tinelphänomen (Cave, zu festes Beklopfen löst ein Tinelphänomen auch bei Gesunden aus) und der Phalen-Test hervorzuheben. Dieser ist leicht durchführbar und soll eine positive Korrelation in 80% (484 Hände [13]) erkennen lassen.

Auch nach sorgfältiger Anamnese und Untersuchung stellt sich die Frage, ob es für die Diagnose des KTS Kriterien gibt. Ein Versuch, nach Klassen (I–III) einzuteilen, wurde im Buch von Rosenbaum [15] gemacht, wobei Klasse I im wesentlichen einem subklinischen KTS entspricht und Klasse III Veränderungen mit axonalen Läsionen sind. Sehr provokativ wird auch die Meinung vertreten, daß sich die Diagnose des KTS vorwiegend auf den Befund eines Klinikers stützt [8].

Differentialdiagnose

Die wichtigste Differentialdiagnose sind Radikulopathien C 6, weniger C 7. Im Gegensatz zum KTS liegt ein proximaler Beginn der Schmerzen vor, die Entwicklung ist häufig akut, das sensibel betroffene Areal hat eine radikuläre Verteilung, es ist vorwiegend die Algesie bei den sensiblen Qualitäten betroffen, und es kommt auch zu entsprechenden Reflexausfällen. Eine mechanische Kompression der Nervenwurzeln innerhalb der *Foramina* kann bei der cervikalen Myelopathie (Vertebrostenose) vorliegen. Neben einer Störung der langen Bahnen können durch lokale osteogene degenerative Veränderungen auch lokale Kompressionen der Nervenwurzeln vorliegen. Als typisches klinisches Kennzeichen wird die Inversion des Radiusperiost-Reflexes angegeben [7]. Dies bedeutet eine Fingerbeugung anstatt der Supination nach Beklopfen des Radiusperiost.

Wohl sehr selten, aber berichtenswert, sind Fälle von multipler Sklerose mit lateral im Myelon befindlichen Plaques, die neben der zentralen Läsion auch periphere radikuläre Ausfälle verursachen können. Die in vielen Lehrbüchern beschriebene Verwechslung mit Muskelatrophien bei der Syringomyelie mit dem KTS ist selten.

Läsionen des *Plexus brachialis* betreffen entweder den unteren Anteil oder bei der entzündlichen Affektion vorwiegend den oberen Anteil (neuralgische Schulteramyotrophie). Die Verteilung der Beschwerden konzentriert sich nicht allein in den vom distalen Abschnitt des *N. medianus* versorgten Handabschnitt.

Gelegentlich werden andere brachiale Mononeuropathien mit dem KTS verwechselt. Atrophien der Handmuskulatur zusammen mit lebhaften oder gesteigerten Reflexen können das Erstsymptom einer Motor-Neuron-Erkrankung (Amyotrophe Lateralsklerose) darstellen. Durch die Atrophien können von den Patienten motorische Behinderungen beschrieben werden, die zunächst als Gefühlsstörung empfunden werden.

Auch cerebrale Durchblutungsstörungen, besonders vom cortikalen Typ, können zu Gefühlsstörungen der Finger und Handfläche führen. Wenn die sensible Abgrenzung nicht eindeutig ist, sind zusätzliche Parameter wie Feinmotorik, Diadochokinese, Reflextätigkeit und der abrupte Auftritt zu berücksichtigen.

Generalisierte Polyneuropathiesyndrome müssen in die Differentialdiagnose einbezogen werden. Generell kann man sagen, daß die Manifestation eines sensomotorischen Polyneuropathie-Syndromes an den oberen Extremitäten vor den unteren Extremitäten selten ist. Nur wenige sensorische, insbesondere toxische Neuropathien (Vincristin) folgen dieser Aussage nicht. Bei Patienten mit Sensibilitätsstörungen an den oberen und unteren Extremitäten empfiehlt sich die penible klinische Darstellung der *N. medianus*-Funktion, um eine zusätzliche Entrapmentneuropathie des *N. medianus* abzugrenzen. Ergänzend zum klinischen Befund sind zu dieser Differenzierung einige elektrophysiologische Techniken beschrieben.

Von den wenigen bisher beschriebenen Fällen von Patienten mit multifokaler Neuropathie mit Leitungsblock liegen Berichte vor, bei denen mononeuropathie-artige Nervenläsionen auftraten und diese zu Verzögerungen bei der Diagnostik führten [24]. Ähnliche Verwechslungen können bei *N. medianus*-Läsionen im Rahmen einer Multiplex-Neuropathie vorliegen.

Rheumatologische Erkrankungen wie Osteoarthritis, entzündliche Arthropathien, Tendosynovitiden und Sehnenrupturen werden gelegentlich mit einem KTS verwechselt. Schmerzhafte Ganglien des Handgelenks oder der Beugersehnen zeigen eine ähnliche Schmerzsymptomatik, aber einen anderen Lokalbefund.

Zu den Raritäten sind distale Myopathien (z. B. Typ Welander), familiäre Thenaratrophien und das Cavanagh's Syndrome zu rechnen.

KTS im Rahmen von Allgemeinerkrankungen

KTS treten einerseits bei einigen Allgemeinerkrankungen vermehrt auf, andererseits kann das Vorliegen eines ein- oder beidseitigen KTS der erste Hinweis für eine Allgemeinerkrankung sein.

Das KTS scheint bei Diabetikern häufiger als in der vergleichbaren Normalpopulation vorzukommen. Die Angaben liegen zwischen 10–15% [5, 22]. Von klinischer Relevanz ist es, daß bei Patienten mit bekannter diabetischer Neuropathie das Auftreten von sensiblen Störungen in der Hand in erster Linie an ein KTS denken lassen sollte und erst in zweiter Linie an eine Verschlechterung der Neuropathie. Elektrophysiologisch stehen Techniken zur Verfügung, die diese Unterscheidung mit großer Wahrscheinlichkeit ermöglichen.

Am längsten ist der Zusammenhang zwischen KTS und der Akromegalie bekannt. Behandlung der hormonellen Störung soll zu spontanen Remissionen führen. Bei Schilddrüsenunterfunktionen ist das Auftreten von KTS wohlbekannt, allerdings liegen auch Berichte von KTS bei Thyreotoxikosen [14] vor.

Die Bedeutung von Hormonzufuhr, sowohl als Antikonzeptivum als auch als postmenopausale Hormonzufuhr, der Einfluß von Hysterektomie und Ovarektomie sind Gegenstand von Untersuchungen [2, 4].

Das Auftreten des KTS während und unmittelbar nach der Schwangerschaft [6] stellt eine bekannte Entität mit guter Prognose dar.

Während bei fast allen familiären Amyloidosen, besonders beim portugiesischen Typ, das KTS eine untergeordnete Rolle spielt, sind KTS bei sekundären Amyloidosen, insbesondere in Zusammenhang mit Paraproteinämien oder multiplen Myelomen, bis zu einem Drittel der Fälle assoziiert.

Bei Patienten, die chronisch dialysiert werden, sollte bei Sensibilitätsstörungen in den Händen an ein KTS gedacht werden [1]. Im Unterschied zu früheren Vermutungen beruht dieses weniger auf der Ischämie durch den Shunt, sondern durch beta 2 Microglobulin-Ablagerungen. Interessanterweise sind die Beschwerden während der Dialyse am stärksten ausgeprägt.

Die Liste von begleitenden Erkrankungen läßt sich fortsetzen und beinhaltet Infektionskrankheiten, granulomatöse Prozesse und das toxische Schocksyndrom.

Der im letzten Jahrzehnt vermutete Zusammenhang mit Borreliosen konnte nicht aufrecht erhalten werden [10].

Eine Untersuchung bei Frauen im gebärfähigen Alter zeigte Zusammenhänge mit Übergewicht, Menstruationsbeschwerden und unerwartet auch mit Nikotinabusus [23].

Mechanische Ursachen des KTS

Mechanische Ursachen wie Traumen sind durch typische Colle-Frakturen, Brüche beider Knochen am Unterarm im distalen Abschnitt, Dislokation der Karpalknochen und Kompression bei Volkmann-Crush-Verletzungen verursacht. Lokale Prozesse wie Fremdkörper, Gichttophi, Einblutungen sind selten. Raumforderungen im Karpaltunnel können aus Tumoren des Bindegewebes, Lipomen, Haemangiomen und Ganglien (Handgelenk) bestehen.

Chronisch mechanische (Über-)Beanspruchung bei Krückenträgern oder Rollstuhlfahrern ist möglich und kann ebenso zu einem KTS führen.

Genetische Überlegungen

Inwieweit es für ein KTS eine genetische Disposition gibt, ist schwer zu beantworten. Allerdings sind genetisch bedingte Erkrankungen wie Mucopolysacharidosen, Hurler-Syndrom, familiäre Polyneuropathien mit Neigung zu Druckparesen zu berücksichtigen. Bei hereditären Polyneuropathien vom Charcot-Marie-Tooth-Typ (CMT, HMSN) liegen oft distale Atrophien des Thenars und anderer Handmuskel vor. Die Diagnose eines KTS kann nur aufgrund subjektiver Beschwerden und vergleichender elektrophysiologischer Messungen der umgebenden Nerven getroffen werden.

KTS bei Kindern

Das KTS ist bei Kindern sehr selten [16]. Neben angeborenen Thenaratrophien, Cavanagh's Syndrome sind Überanstrengung bei sportlichen Aktivitäten, Traumen und nicht zuletzt Kompressionssyndrome aufgrund zentral bedingter Fehlstellungen oder Dystonien (z. B. athetoide Haltungen bei M. Little) bekannt. Die klinische Symptomatik ist noch unspezifischer als beim Erwachsenen und besteht aus Unsicherheit oder lokalem Schmerz im Zentrum der Hand.

KTS bei geriatrischen Patienten

In den gängigen neurogeriatrischen Büchern wird das Vorkommen des KTS zwar erwähnt [7, 9], die Häufigkeit und Bedeutung dürfte aber unterschätzt werden. Allerdings sind bei geriatrischen Patienten senile Handatrophien, begleitende metabolische oder toxische Einflüsse, Deformationen der Handgelenke durch Arthrosen und Arthritiden zu berücksichtigen. Klinisch sollte bei Patienten mit Gefühlsstörungen in den Fingerspitzen immer ein KTS ausgeschlossen werden. Subjektiv beklagen die Patienten weniger die Gefühllosigkeit, als zunehmende Unsicherheit und Ungeschicklichkeit, die bei beidseitigem KTS bis zur Unselbständigkeit führen können.

Zusammenhang mit Medikamenten und Drogen

Zahlreiche Medikamente werden in Zusammenhang mit KTS erwähnt: Östrogene (als Antikonzeptiva oder Substitutionstherapie), Benzodiazepine, Fluoxetine (nach Allergie), Lithium (durch Hypothyreose), Chinin, nicht steroidale Antirheumatika und Warfarin, bei dem Einblutungen in den Karpaltunnel beschrieben wurden [15].

Akutes KTS

Während das klassische KTS durch schleichende Entwicklung, unterschiedliche Ausprägung der einzelnen charakteristischen Syndrome gekennzeichnet ist, gibt es auch akute Kompressionssyndrome des *N. medianus* im Karpaltunnel. Inwieweit die Terminologie eines „akuten KTS" insoferne korrekt ist, bleibt dahingestellt. Als Ursachen sind dafür eine Reihe von traumatischen Ereignisses wie Colle's Fraktur, Frakturen des Scaphoid, Dislokationen der Metacarpalknochen, Bruch der Unterarmknochen im distalen Abschnitt beschrieben (s. Kapitel „Karpalkanalsyndrom nach Trauma"). Weitere Ursachen sind ausgedehnte lokale Verbrennungen, Insekten, Schlangen- und Tierbisse, pyogene Infektionen des Unterarms sowie akute Hämatome bei Antikoagulation.

Im Unterschied zum KTS, welches sich schleichend entwickelt und verhältnismäßig viel Zeit für Diagnostik und therapeutische Überlegungen läßt, stehen beim akuten KTS die akuten Befunde der auslösenden Ursache im Vordergrund (z. B. Verbrennung, Fraktur, pyogene Tendosynovitis), und es wird deswegen weniger an die Möglichkeit einer Nervenkompression gedacht.

Zusammenfassend wurde neben der Charakterisierung der wichtigsten klinischen Syndrome eine Übersicht zur Differentialdiagnose, begleitende medizinische Erkrankungen, Traumen und andere seltene Ursachen gegeben. Die Unterteilung der klinischen Symptome und Befunde kann zusammen mit der Anamnese diagnostische Entscheidungen ermöglichen, die im weiteren Verlauf durch elektrophysiologische Diagnostik bestätigt werden können.

Literatur

[1] Bolton CF, Young GB (1990) Neurological Complications of Renal Disease. Butterworths, Durban.
[2] Cannon LJ, Bernacki EJ, Walter SD (1981) Personal and occupational factors associated with carpal tunnel syndrome. J Occup Med 23: 255–258.

 [3] Dawson DM, Hallet M, Millender LH (1990) Entrapment Neuropathies, 2nd Ed. Little, Brown & Comp, Boston.
 [4] Dieck GS, Kelsey JL (1985) An epidemiologic study of the carpal tunnel syndrome in an adult female population. Prev Med 14: 63–69.
 [5] Dyck PJ, Thomas PK (1987) Diabetic Neuropathy. Saunders, Philadelphia.
 [6] Eckman-Ordeberg G, Salgeback S, Ordeberg G (1987) Carpal tunnel syndrome in pregnancy. A prospective study. Acta Obstet Gynecol Scand 66: 233–235.
 [7] Godwin-Austen R, Bendall J (1990) The Neurology of the Elderly. Springer, Berlin Heidelberg New York.
 [8] Katz JN, Larson MG, Sabra A (1991) The carpal tunnel syndrome: diagnostic utility of the history and physical examination findings. Am J Publ Health 91: 187–193.
 [9] Katzman R, Rowe JW (1992) Principles of Geriatric Neurology. FA Davis Comp, Philadelphia.
[10] Kindstrand E (1992) Antibodies to Borrelia Burgdorferi in patients with carpal tunnel syndrome. Acta Neurol Scand 86: 73–75.
[11] Martyn CN, Hughes RAC (1997) Epidemiology of peripheral neuropathy. J Neurol Neurosurg Psychiatry 62: 310–318.
[12] Mumenthaler M, Schliack (1993) Läsionen peripherer Nerven, 6. Aufl. Thieme, Stuttgart.
[13] Phalen GS (1966) The carpal tunnel syndrome. Seventeen years experience in diagnosis and treatment of six hundred fifty-four hands. J Bone Joint Surg 48A: 211–228.
[14] Roquer J, Canio JF (1992) Mononeuropathies in thyreotoxicosis. J Neurol Neurosurg Psychiat 55: 332.
[15] Rosenbaum RB, Ochoa JL (1993) Carpal Tunnel Syndrome and Other Disorders of the Median Nerve. Butterworth-Heinemann, Boston.
[16] Jones RH, Bolton Ch, Harper CM (1995) Pediatric Clinical Electromyography. Lippincott-Raven, Philadelphia.
[17] Spindler HA, Dellon AL (1982) Nerve conduction studies and sensibility testing in carpal tunnel syndrome. J Hand Surg 7: 260–263.
[18] Stewart JD (1993) Focal Peripheral Neuropathies. Raven Press, New York.
[19] Stewart JD (1993) Compression and entrapment neuropathies. In: Dyck PJ, Thomas PK, Griffin W, Low PA, Poduslo JF (Hrsg) Peripheral Neuropathy, 3rd Ed. Saunders, Philadelphia, S. 961–979.
[20] Stevens JC, Sun S, Beard JM (1988) Carpal tunnel syndrome in Rochester, Minnesota, 1961–1980. Neurology 38: 134–138.
[21] Stöhr M, Riffel B (1988) Nerven und Nervenwurzelläsionen. In: Neundörfer B, Schimrigk K, Soyka D (Hrsg) Praktische Neurologie. VCH Edition Medizin, Weinheim.
[22] Tackmann W, Richter HP, Stöhr M (1989) Kompressionssyndrome peripherer Nerven. Springer, Berlin Heidelberg New York.
[23] Vessey MP, Villard-Mackintosh L, Yeates D (1991) Epidemiology of carpal tunnel syndrome of women in child bearing age. Int J Epidemiol 19: 43–47.
[24] Urbanits S, Grisold W, Zifko U, Budka H (1996) Multifokale motorische Neuropathie mit Leitungsblock – ein klinisch neuropathologischer Fallbericht. Wien med Wschr 146: 206–209.

Korrespondenz: Univ.-Prof. Dr. Wolfgang Grisold, LBI Neuroonkologie, Kundratstraße 3, A-1100 Wien, Österreich.

Differentialdiagnosen der Brachialgien

Marco Mumenthaler

1. Einleitung

Die Brachialgien – der Schulter-Arm-Schmerz, das Zerviko-Brachial-Syndrom – stellen ein Krankheitsbild dar, dem der Arzt nur multidisziplinär gerecht werden kann [16].

Nacken, Schulter und Arm bilden ein funktionelles Ganzes. Es ist gerade beim Menschen, dem Homo faber, einer starken dynamischen Belastung ausgesetzt. Die Halswirbelsäule mit ihren zahlreichen Bewegungssegmenten, der komplexe Apparat des Schultergürtels, die in dieser Region z. T. durch Engstellen verlaufenden Nervenstränge des Armplexus und die Gefäßversorgung sind zahlreichen Einwirkungen ausgesetzt. Anlagemäßige Besonderheiten spielen eine Rolle, mechanische Belastungen und pathologische Prozesse am Bewegungsapparat, am Gefäßsystem und an den Nerven können Störungen verursachen.

Schon diese multifaktoriellen Elemente lassen erahnen, von wie vielen Seiten und somit aus wie zahlreichen spezialistischen Gesichtspunkten aus ein Schmerz im Schulterarmbereich betrachtet werden kann. Dies bedeutet, daß nur der diesem Anspruch gerecht werden kann, der seinen Patienten mit Schulterarmschmerzen nicht ausschließlich mit seiner spezialistischen Brille sieht, sondern versucht, multidisziplinär zu denken. Der Schulterarmschmerz ist also ein Beschwerdekomplex, der nicht der einen anderen Spezialität ,gehört', sondern bei dessen Klärung und Behandlung am ehesten jene Ärzte erfolgreich sein werden, die über ein breites Erfahrungsspektrum auch außerhalb ihres engeren eigenen Spezialgebietes verfügen.

Es muß somit das Ziel der vorliegenden Ausführungen eines Neurologen sein, bei seinen Fachkollegen nicht nur die ihnen ja allgemein vertrauten neurologischen Ursachen von Schulterarmschmerzen in Erinnerung zu rufen, sondern sie möglichst umfassend auch auf nicht fachneurologisch spezifische Ursachen von Zervikobrachialgien hinzuweisen.

Tabelle 1. Verteilung von 4958 Patienten mit Schulter-Arm-Schmerzen während der Jahre 1962–1977 aus dem Krankengut der Neurologisch-Neurochirurgischen Poliklinik der Universität Bern nach ätiologischen Gesichtspunkten. Diese Patienten machen 7,12% der 69618 Konsultationen in der gleichen Zeitspanne aus

	n	%
Karpaltunnelsyndrom mit Brachialgie	2393	48
Brachialgie bei Spondylosis cervicalis	941	19
Periarthropathia humeroscapularis	430	8,7
Ungeklärte Brachialgien	238	4,8
Überlastungsbrachialgien (z. B. Skapulokostales Syndrom)	138	2,8
Brachialgia paraesthetica nocturna (ohne erwiesenes Karpaltunnelsyndrom)	112	2,3
Skapulo-kostales Syndrom (s. a. Überlastungsbrachialgien)	109	2,2
Epicondylitis radialis	103	2,1
Zervikale Diskushernie mit radikulären Brachialgien	93	2,0
Axillarvenenthrombose (Paget-von-Schroetter-Syndrom)	59	1,2
Skalenussyndrom ohne sichtbare Halsrippe	35	0,7
Skalenussyndrom mit Halsrippe	30	0,6
Schulter-Hand-Syndrom (und Sudeck)	30	0,6
Kostoklavikuläre Kompression (z. T. mit vaskulären Symptomen)	23	0,5
Lungenspitzentumoren (Pancoast-Tumor)	10	0,2
Glomustumor	9	0,2
Total	4958	100

Es ist praktisch unmöglich, eine **Epidemiologie** des Schulter-Arm-Schmerzes aufzuführen: Je nach Krankengut des Beschreibers wird die eine oder andere ätiologische Gruppe überwiegen. Beim Arbeitsmediziner werden es die belastungsabhängigen tendomyalgischen Schmerzsyndrome sein, beim Sportmediziner wird die Epicondylitis überwiegen, beim Rheumatologen die *Periarthropathia humeroscapularis,* beim Thoraxchirurgen ein Kompressionssyndrom im costoclaviculären Bereich und beim Neurologen schließlich Läsionen des Armplexus oder peripherer Nerven. Der Angiologe wird gehäuft arterielle oder venöse Störungen, ein ,subclavian steal syndrome' oder eine Effort-Thrombose der *Vena subclavia* beobachten. Im eigenen Krankengut einer neurologisch-neurochirurgischen Poliklinik waren die Schulterarmschmerzen häufig, sie machten 7% des ganzen ambulanten Krankengutes über eine 10-Jahres-Periode aus [16] (Tabelle 1).

Nachfolgend soll in systematischer Weise eine Besprechung der häufigsten und praktisch wichtigsten Schulter-Arm-Schmerzen nach ätiologischen Kategorien vorgenommen werden.

2. Spondylogene Brachialgien

Diese gehören zu den allerhäufigsten. In diese Kategorie reihen wir jene Schulterarmschmerzen ein, welche durch eine Pathologie der Halswirbelsäule verursacht werden.

2.1 Spondylogene Brachialgien bei Diskopathien und Spondylosen

Bei dieser Kategorie treten zunächst in der Regel *Nackenbeschwerden* auf. Handelt es sich um eine Diskopathie, dann wird meist zunächst ein akuter Torticolli mit Blockierung der Kopfbewegungen vorhanden sein. Es kann eine traumatische Einwirkung vorausgegangen sein, dies ist jedoch absolut nicht obligat. Erst mit einer Latenz von Stunden oder manchmal Tagen folgt auf die lokalen zervikalen Beschwerden der in den Arm *ausstrahlende Schmerz* als Ausdruck einer Wurzelreizung. Die Auslösung der letzteren Symptome durch bestimmte Kopfbewegungen, durch Pressen oder Husten ist gelegentlich eindrücklich. Bei exaktem Befragen wird der Patient nicht selten auch die Lokalisation von Parästhesien oder ausstrahlenden Schmerzen in bestimmte Finger schildern können, was dann auf die befallene Wurzel Rückschlüsse erlaubt (C6 Daumen und Zeigefinger, C7 Handmitte und mittlere Finger, C8 ulnare Handkante und Finger).

Entsprechend wird man bei der *Untersuchung* [30] die Beweglichkeit der Halswirbelsäule prüfen, wird mit manualtherapeutischen Untersuchungstechniken den Befall einzelner Segmente nachweisen und kann in der Regel auch eine Druckdolenz paravertebraler Strukturen und Muskeln feststellen. Radikuläre Ausfälle können anhand lokalisierter Paresen (z. B. C6: Bizepsschwäche, C7: Trizepsschwäche und Schwäche für die Dorsalextension der Hand, C8: Spreizschwäche der Finger und Abduktionsschwäche des Kleinfingers) nachgewiesen werden. Auch abgeschwächte Reflexe sind charakteristisch (C6: Bizepsreflex, C7: Trizeps, C8: gelegentlich ebenfalls Trizeps). Sensibilität siehe oben.

Eigentliche weiche Diskushernien sind eher seltene Ursachen eines spondylogenen Schulterarmschmerzes. Häufiger findet sich lediglich eine Spondylose. Man vergesse allerdings nicht, daß gerade bei Individuen im mittleren Lebensalter spondylotische Veränderungen im Röntgenbild bei mindestens der Halfte vorkommen und keineswegs mit Beschwerden einherzugehen brauchen. Zum Nachweis eignet sich besonders das CT, ebenso aber auch das MRT. Therapeutisch sind konservative Maßnahmen und manualtherapeutische Techniken meist erfolgreich [2].

2.2 Pseudoradikuläre spondylogene Brachialgien

Auch ohne mechanische Reizung einer Wurzel kann eine Pathologie der Halswirbelsäule zu ausstrahlenden Schmerzsensationen nach distal in den Arm führen. Derartige pseudoradikuläre Ausstrahlungen finden sich unter anderem nach Distorsionsverletzungen der Halswirbelsäule [6, 12, 14]. Sie sind Ausdruck einer Läsion des komplexen Bandapparates oder der kleinen Wirbelgelenke. Hier erscheint dann die Einschränkung der Kopfbeweglichkeit vorwiegend schmerzbedingt. Schmerzhaftigkeit von Muskeln mit Triggerpunkten lassen sich in verschiedenen Muskelgruppen nachweisen. Es sind möglicherweise schmerzbedingte motorische Schwächen vorhanden, jedoch keine eigentlichen neurogenen Paresen, keine Reflexdiffererenzen und keine objektivierbaren Sensibilitätsausfälle.

3. Nicht spondylogene Wurzelläsionen

Einzelne Nervenwurzeln können durch andere Prozesse als durch Veränderungen der Bandscheiben oder der Wirbel beeinträchtigt werden. So können sich *Tumoren* hier entwickeln, z. B. Wurzelneurinome, die dann schon in den halbschrägen Aufnahmen durch eine Ausweitung des Zwischenwirbelloches erkennbar sind. Akute zervikale Schmerzen mit später daran anschließenden radikulären Schmerzen und Ausfällen finden sich aber z. B. auch bei einer *Vertebralisdissektion* [1, 8, 11]. Schließlich kann ein *entzündlicher Prozeß,* z. B. ein Zoster oder eine Borreliose, zu intensiven radikulären Armschmerzen führen.

4. Brachialgien bei Armplexusläsionen

Sehr zahlreiche Prozesse können zu Läsionen des Armplexus und damit zu lokalen und vor allem in die Peripherie ausstrahlenden Schmerzen und zusätzlich zu objektivierbaren neurologischen Ausfällen führen.

4.1 Tumoren

Unter den Tumoren sind es besonders zwei, die häufig zu Armplexussymptomen führen.

Pancoast-Tumor. Dieses kleinzellige Karzinom der Lungen ist in der Kuppe der Lunge lokalisiert. Es durchwächst die Pleura, breitet sich paravertebral aus, befällt den sympathischen Grenzstrang und dringt von unten her in den kaudalen Armplexus ein. Dementsprechend sind die ersten für den Patienten – meist einen starken Raucher – manifesten Symptome ein in die ulnare Handkante ausstrahlender Schmerz. Die Untersuchung wird nebst den Zeichen einer unteren Armplexusläsion vor allem auch die Symptome einer Läsion des sympathischen Grenzstranges mit Horner-Syndrom und Anhidrose im Gesicht ergeben. Nicht selten kann schon perkutorisch und auskultatorisch die Infiltration der Lungenspitzen nachgewiesen werden. Der sicherste Nachweis gelingt mit dem CT. Der Tumor ist nicht operabel und spricht auf Röntgenbestrahlung kaum an. Nur 4 von 51 Patienten überlebten fünf Jahre [27].

Metastasen, im besonderen Mammakarzinom. Besonders sind es die Metastasen eines Mammakarzinoms, die bei Frauen den Armplexus lädieren. Die Metastase kann irgendeinen Teil des Plexus betreffen, also nicht wie der Pancoast-Tumor nur den caudalen Teil. Die Präzisierung der Diagnose und die Unterscheidung gegenüber einer strahlenbedingten Armplexusneuropathie ist in solchen Fällen nötig. Das CT ist hilfreich, jedoch nicht immer leicht zu interpretieren.

4.2 Strahlenschädigungen des Armplexus

Nach Strahlentherapie, besonders häufig bei Mammakarzinom angewendet, jedoch auch im Zusammenhang mit anderen Tumoren, kann mit einer Latenz von meist zwischen 12 und 24 Monaten eine progrediente Armplexusläsion auftreten

[17]. In 2/3 dieser Fälle schreiten die Lähmungen dann bis zu einer hochgradigen Parese fort. Die gleichzeitige Applikation einer Chemotherapie erleichtert das Auftreten der Röntgenschädigungen. Jede der üblichen zu therapeutischen Zwekken benutzten Strahlenquelle kann in Frage kommen: Konventionelle Röntgentherapie, Kobalttherapie, lokale Anwendung einer ionisierenden Substanz, Bestrahlung mit α-Partikeln oder systemische Anwendung von Radioisotopen. Die Strahlenparameter können nicht vereinfacht auf die Gesamtdosis (TD) reduziert werden. Es kommt vielmehr darauf an, wie viele Einzeldosen (N) appliziert wurden, welches die einzelne Applikationsdauer war (T) und in welchem zeitlichen Abstand dieselben angewendet wurden. Eine hohe Gesamtdosis, aber auch hohe Einzeldosen, sowie eine kurze Applikationsdauer wirken sich negativ aus. Jede Einzeldosis sollte nicht höher als 2,5 gy (= 250 rad) sein. Eine lokale Dosis von 5000 rad verteilt auf 30–35 Tage und in 3–5 Sitzungen pro Woche wird als zulässig betrachtet. Berechnet man die normale Standarddosis (NSD) und drückt diese in RET (rad equivalent therapy) aus, so lautet die Formel:

$$\text{NSD} \quad \text{RET} = \text{TD} \times \text{N}^{-0,24} \times \text{T}^{0,11}.$$

Bei rund 1/3 dieser Patienten stehen intensive Schmerzen im Vordergrund. Da dies jedoch auch bei den Metastase-bedingten Fällen noch häufiger der Fall ist, kann dieses Kriterium nicht zur Unterscheidung genutzt werden. Eine Latenzzeit von weniger als 6 Monaten oder von mehr als 6 Jahren spricht für Metastasen, ebenso das Vorhandensein eines Grenzstrangbefalles. Im Elektromyogramm spricht der Nachweis von komplexen repetitiven Entladungen, die z. T. gruppiert auftreten, sowie von mehrfach sich wiederholenden Potentialen motorischer Einheiten und von myokymischen Entladungen für eine radiogene Läsion. Das Computertomogramm ist wohl in etwa 90% der Fälle von Metastasen pathologisch, es ist aber auch bei Strahlenneuropathie nicht selten abnorm.

Leider ist die immer wieder empfohlene Neurolyse nicht mit Sicherheit wirksam. Diese Patienten sind praktisch immer einer progredienten Schädigung des Armplexus ausgeliefert.

4.3 Neuralgische Schulteramyotrophie

Diese Affektion gehört ätiologisch wahrscheinlich in die Gruppe der immunologisch bedingten lokalen Affektionen peripherer Nerven [3]. Sie betrifft einen beliebigen Teil des Armplexus, vorwiegend auf der rechten Seite, häufiger bei Männern als bei Frauen. Die klassische klinische Symptomatologie ist durch initiale intensive Schmerzen im Schulterbereich charakterisiert. Nach wenigen Tagen klingen diese ab. Da zum Beginn der Arm wegen der Schmerzen nicht betätigt wird, wird erst bei Rückgang der Schmerzen eine motorische Parese evident. Diese manifestiert sich besonders häufig als Parese des *M. serratus lateralis,* kann aber auch beliebige andere Teile des Armplexus betreffen. Meist bilden sich die Paresen nach 9–12 Monaten allmählich wieder zurück. Zurückbleibende Restparesen sind selten störend. Ausnahmsweise kommt es auch zu Rezidiven, gelegentlich auch auf der Gegenseite.

4.4 Thoracic-Outlet-Syndrom (TOS)

Dieses Syndrom wird erfahrungsgemäß viel zu häufig diagnostiziert. Man versteht darunter eine schmerzhafte Brachialgie, welche auf eine mechanische Einwirkung auf den Armplexus an einem der physiologischen Engpässe zurückgeht: sei es die Skalenuslücke, sei es das kostoklaviculäre Défilé [20]. Die Diagnose sollte zurückhaltend gestellt werden und an folgende Bedingungen geknüpft werden: das Vorhandensein einer radiologisch nachweisbaren Anomalie (z. B. einer Halsrippe) [13] oder einer anderen Besonderheit wie ein abnormer Ansatz des *Scalenus medius* oder das Vorhandensein eines einer Halsrippe entsprechenden fibrösen Bandes oder/und das Vorhandensein von objektivierbaren Störungen von seiten des unteren Armplexus, seien es sensible Ausfälle im Bereiche der ulnaren Handkante, seien es entsprechende motorische Ausfälle an den kleinen Handmuskeln. Schließlich kann die Diagnose auch durch das Vorhandensein von eindeutig belastungsabhängigen Beschwerden beim Tragen von Lasten bzw. durch das Vorhandensein einer vaskulären Pathologie in bestimmten Armstellungen oder gar eines distal von der Kompressionsstelle liegenden *Aneurysmas der Arteria subclavia* gestützt werden.

Liegt wirklich einmal ein Thoracic-Outlet-Syndrom vor, dann wird in der Regel eine nach distal ausstrahlende Brachialgie vorhanden sein, die bei Belastung des Armes zunimmt und mit objektivierbaren Hinweisen auf eine untere Armplexusläsion einhergeht.

Die Therapie besteht zunächst in einer Stärkung der die Schulter hebenden Muskeln, was in den meisten Fällen hilft [19]. Nur sekundär kommt dann eine chirurgische Exploration in Frage. Die routinemäßige Exzision der ersten Rippe, in der Regel durch einen Zugang von der Axilla her (nach Roos), ist nicht immer erfolgreich und durch Komplikationen (Läsionen des unteren Armplexus) belastet. Der *supraklavikuläre Zugang,* ev. mit Durchtrennung der Clavicula, ist aufwendiger, ermöglicht aber einen besseren Einblick in die anatomischen Strukturen und eventuellen Anomalien.

4.5 Hyperabduktionssyndrom

Dieses seltene Syndrom beruht darauf, daß bei Elevation des Armes (im Schlaf) der Gefäß-Nervenstrang unter dem Ansatz des *M. pectoralis minor* am Korakoid angepreßt wird. In der Nacht schläft die Hand ein, und es werden Raynaud-artige Erscheinungen an den Fingern festgestellt. Ähnliches kommt auch am Tag bei bestimmten abnormen Armstellungen vor.

4.6 Posttraumatische Armplexusbeschwerden

Nach traumatischer Läsion des Armplexus können zusätzlich zu der peripheren mehr oder weniger vollständigen Parese auch *Phantomschmerzen* auftreten, die in etwa 5% der Fälle vorhanden sind. Dies ist gelegentlich mit einem Phantomerlebnis verbunden. Ursächlich wird eine sekundäre kortikale Reorganisation infolge der veränderten Afferenzen vermutet [4]. Ein *Stumpfschmerz* kann gelegentlich auch mit einem Phantomerlebnis verbunden sein, wird entweder durch Bewegungen ausgelöst oder kann als Dauerschmerz vorhanden sein. Er kann nach einer Amputation zu einem beliebigen Zeitpunkt auftreten. Gelegentlich treten dann bei starken Schmerzen auch unwillkürliche Bewegungen des Stumpfes auf, die als *schmerzhaftes Stumpfschlagen* bezeichnet werden.

5. Schmerzhafte Läsionen einzelner peripherer Nervenäste

Läsionen peripherer Nerven an der oberen Extremität äußern sich meist zunächst als Parese. Schmerzen stehen selten im Vordergrund. Immerhin kommt auch dies besonders bei den Engpaßsyndromen [17, 24] sowie bei Neuromen [21] vor. Es sollen nachfolgend nur jene Läsionen besprochen werden, bei denen Schmerzen häufig ein klinisch relevantes Symptom sind.

5.1 N. suprascapularis

Dieser an sich rein motorische Nerv kann bei seinem Durchtritt durch die *Incisura scapulae* – sei es durch eine mechanische Überlastung, sei es durch ein Ganglion – lädiert werden [15]. Nebst der eindrücklichen Parese und Atrophie der *Mm. supra-* und *infraspinatus* sind dumpfe Schmerzen im Schulterbereich vorhanden. Letzteres deshalb, weil sensible Äste des Nerven Kapselanteile des Schultergelenkes versorgen.

5.2 N. radialis

Unter den Radialisläsionen ist einzig das sogenannte *Supinatorsyndrom* gelegentlich mit dumpfen Schmerzen an der Radialseite des Vorderarmes verbunden. Der Nerv wird beim Eintritt in den *M. supinator,* unter der sog. Arkade von Frohse, komprimiert [26]. Klinisch ist dieses Syndrom v. a. durch eine allmählich progrediente Parese für die Dorsalextension der Finger, meist am Kleinfinger beginnend, charakterisiert. Der *M. extensor carpi radialis longus* sowie die *Mm. extensor carpi radialis brevis* und der *brachioradialis* bleiben verschont. Es sind keine sensiblen Ausfälle vorhanden.

5.3 N. medianus

Der *N. medianus* kann z. B. unter einem *Processus supracondylaris humeri,* eine phylogenetisch bedingte Anomalie, die in 1% der Menschen vorkommt, chronisch komprimiert werden. Es treten dann ausstrahlende Schmerzen in die radiale Handpartie auf.

Ein *Pronator-teres-Syndrom* kommt dadurch zustande, daß der Medianusstamm unter diesem Muskel, besonders in Streckstellung, bei bestimmten Beschäftigungen chronisch gereizt wird. Es treten dann Krämpfe und Parästhesien der medialen Finger sowie eine Druckdolenz im Pronator-teres-Bereich auf. Ähnliches kann auch durch eine Kompression des Nervenstammes unter dem *Lacertus fibrosus,* der Aponeurose der Bizepssehne am Vorderarm, zustande kommen.

Das seltene *N.-interosseus-anterior-Syndrom* (Kiloh-Nevin-Syndrom) [17] bildet sich nicht so selten spontan zurück [9].

Die häufigste Ursache von brachialgischen Schmerzen ist das *Karpaltunnelsyndrom.* Im eigenen neurologischen Krankengut war es für 46% der Brachialgien verantwortlich (vgl. Tabelle 1). Es wird im Rahmen dieses Bandes an anderer Stelle ausgiebig geschildert. Hier sei lediglich betont, daß so gut wie ausnahmslos die ersten diesbezüglichen Beschwerden nächtliche Brachialgien sind. Diese betreffen nicht nur die Hand, sondern erfassen auch in diffuser Weise den Arm bis hinauf zum Nacken. Das leicht schmerzhafte Einschlafgefühl wird besser, wenn der Patient die Hand schüttelt und massiert. Erst später, manchmal überhaupt nie, treten dann motorische Ausfälle in Erscheinung: Atrophie und Parese der lateralen Thenarpartie mit entsprechender Abduktionsschwäche des Daumens (pos. „Flaschenzeichen") oder/und Sensibilitätsstörungen der medianusinnervierten radialen Fingerkuppen. Gelegentlich können die Beschwerden beim am Tage beschwerdefreien Patienten durch Beklopfen des Karpalkanales erzeugt werden oder durch starkes Volarflektieren des Handgelenkes während 30–40 Sekunden (Phalentest). Für die Bedeutsamkeit mechanischer Momente spricht die Tatsache, daß in der Regel zuerst die rechte bzw. die dominante Hand betroffen wird. Andere Faktoren spielen jedoch mit, so unter anderem endokrine (bei Frauen meist nach der Menopause, gelegentlich während der Schwangerschaft) oder zusätzliche toxische Momente (gehäuft bei Diabetes oder anderen Polyneuropathie-Ursachen).

5.4 N. ulnaris

Der Ulnarnerv wird besonders häufig durch lokale Veränderungen oder aber durch Überlastung oder äußeren Druck im Bereiche des *Sulcus nervi ulnaris* hinter dem *Epicondylus ulnaris* lädiert. Bei rund 4% der Menschen liegt eine anlagemäßige, meist beidseitige Luxation des Nerven aus dem Sulcus vor. Bei manchen mag dies prädisponierend für das Auftreten von Paresen oder Schmerzen dienen. Aber auch ohne dieses Moment wird der Nerv im Sulcus durch die ständigen Flexionsbewegungen mechanisch ständig gereizt. Dies führt zwar in der Regel zu einer schmerzlosen progredienten Parese, die besonders an der Hand als Krallenhand sich manifestiert, sowie zu Sensibilitätsstörungen von Kleinfinger und der ulnaren Hälfte des Ringfingers. Gelegentlich aber führt eine Läsion an dieser Stelle auch zu einem hartnäckigen, in den Kleinfinger ausstrahlenden, neuralgiformen Schmerzsyndrom. Die Ausschaltung mechanischer Reizursachen, die relative Ruhigstellung des Ellenbogens oder schließlich die operative Therapie [28] führen zur Heilung.

5.5 Sensible Hautäste an den oberen Extremitäten

Verschiedene sensible Hautäste können durch äußere Einwirkungen lädiert werden. So kann beispielsweise der *N. cutaneus antebrachii medialis* durch eine paravenöse *Injektion in der Ellenbeuge* oder nach Blutentnahme bei Blutspendern [18] beeinträchtigt werden. Der sensible Endast des *N. radialis* kann durch eine *Fesselung* oder ein Uhrenarmband schmerzhaft geschädigt werden.

6. Zentralnervöse Ursachen von Brachialgien

Im Prinzip können Prozesse, welche die zentralen Schmerzbahnen tangieren, zu Schmerzen führen, die in die Peripherie projiziert werden. Wegen der topischen Anordnung innerhalb der zentralen Schmerzbahnen können dann solche Schmerzen durchaus auch lokal empfunden werden. Nicht so selten führt eine *Syringomyelie* zu Brachialgien.

7. Häufigste rheumatologische Formen der Brachialgie

Auch der Neurologe sollte sich bewußt sein, daß Brachialgien sehr häufig auf einer rheumatologischen Ursache beruhen.

7.1 Schmerzsyndrome im Schulterbereich

Hier ist in erster Linie die *Periarthropathia humeroscapularis* zu erwähnen. Sie kann spontan, nach einem Trauma oder nach einer akuten Überlastung des Armes auftreten. Charakteristisch ist der bewegungsabhängige Schmerz, wobei im besonderen die kombinierte Innenrotation mit Rückwärtsführen des Armes zu Schmerzen Anlaß gibt (Hineinschlüpfen in einen Ärmel). Auch die aktive Abduktion des Armes, besonders gegen Widerstand, ist schmerzhaft. Wird hingegen der abduzierte Arm durch den Untersucher unterstützt, verschwindet der Schmerz. Eine Druckempfindlichkeit am ventralen Rand des Humeroscapulargelenkes ist recht häufig. Schließlich kann radiologisch gelegentlich eine Verkalkung der Supraspinatussehne nachgewiesen werden.

Ähnliche Symptome macht das sog. *Impingement-Syndrom,* wobei beim Abduzieren des Armes das Acromion mit den das Schultergelenk überdachenden Strukturen in Konflikt kommt. Man tendiert heute dazu, diese Gruppen unter dem Begriff des *Rotatorenmanschetten-Syndromes* zusammenzufassen [5].

7.2 Schmerzen im Ellenbogenbereich

Hier ist in erster Linie die *Epicondylitis radialis* (Tennisellenbogen) zu erwähnen. Meist nach einer – allerdings oft nur geringfügigen – mechanischen Überlastung der Finger- und Handgelenksextensoren tritt an deren Ursprung ein lokaler Schmerz auf. Hier ist am *Epicondylus radialis* auch der Sehnenursprung der Muskeln druckempfindlich. Diese Druckempfindlichkeit nimmt zu, wenn die Muskeln auch aktiv gegen Widerstand angespannt werden. Die Theorie, wonach ein chronisches Kompressionssynrom des *Ramus profundus N. radialis* im Supinatorkanal mitverantwortlich ist, ist nicht durch entsprechende gesicherte Daten gestützt.

Wesentlich seltener ist die *Epicondylitis ulnaris* (Golferellenbogen). Hier ist dann besonders sorgfältig gegenüber einer chronischen Luxation des Ulnarnerven am Sulcus zu differenzieren.

7.3 Distaler Vorderarm und Hand

Auch hier sind einige schmerzhafte Syndrome dem Rheumatologen bekannt: Die *Styloiditis radii* mit einer Schmerzhaftigkeit der Sehnenansätze am *Processus styloides radii* ist ähnlich zu werten wie die oben erwähnte *Epicondylitis radialis*. Akute Schmerzen im Bereiche des Daumengrundgelenkes müssen immer an *Gicht* denken lassen.

8. Vaskulär-bedingte Brachialgien

8.1 Arteriell bedingte Formen

Der akute Verschluß einer Armarterie ist kaum zu verkennen. Hingegen gibt das sog. *„subclavian steal syndrome"* oft Anlaß zu diagnostischen Umwegen. Bei dieser Affektion führt eine Stenosierung der *A. subclavia proximal vom Abgang der A. vertebralis* dazu, daß bei Betätigung des Armes auf dem Umwege über den Basilariskreislauf Blut in den Arm hinein,,gestohlen" wird. Intensive Betätigung des Armes führt zu Schmerzen, zugleich aber tritt gelegentlich auch Schwindel wegen der durch den Umgehungskreislauf provozierten relativen Ischämie des hinteren Gehirnkreislaufes in Erscheinung. Etwas Besonders stellt das *Syndrom des Spatium quadrilaterale* dar, bei welchem die *A. circumflexa humeri* bei der Abduktion und der Außenrotation der Schulter komprimiert wird [23].

8.2 Venös bedingte Formen

Ein akuter Verschluß der *V. subclavia* wird als *Effort-Syndrom* oder Paget-von Schrötter-Syndrom bezeichnet. Meist bei Sportlern, häufiger rechts, und bei Männern kommt es zu einem dumpfen intensiven Armschmerz mit Schwellung des Armes, und unter der Haut ist dann der venöse Umgehungskreislauf sichtbar. Gelegentlich sind Anomalien im Bereiche des costoclaviculären Überganges oder Kompression daselbst mit im Spiele.

9. Tendomyalgische Syndrome

In der Alltagspraxis sind nicht die durch eine der oben schon erwähnten Ursachen bedingten, sondern rein durch muskuläre Überlastung verursachte Armschmerzen wohl das Häufigste. Die hierfür gebräuchlichen Bezeichnungen sind mannigfaltig:

Überlastungsbrachialgien, pseudoradikuläre Syndrome, muskuläre Triggerpunkte, etc. Wir verstehen darunter einen Schmerz rein muskulären Ursprungs. Er wird verursacht durch eine *unphysiologische Belastung von Muskelgruppen.* Dies kann durch eine abnorm intensive Betätigung oder aber durch Muskelbeanspruchung in einer für diese unnatürlichen Stellung verursacht werden. Diese Brachialgieform ist besonders häufig bei Industriearbeitern und anderen monoton manuell tätigen Personen [10, 22, 25]. Die betroffenen Muskeln sind oft auch auf Druck schmerzhaft. Durch Schonung gehen die Schmerzen zurück, selbst bei bescheidenen Wiederbelastungen allerdings treten sie erneut in Erscheinung. Manualmedizinische Maßnahmen bringen hier oft Linderung [7, 29].

Ähnliche Symptome können auch dann auftreten, wenn *Lähmungen einzelner Muskeln* zu einer abnormen Beanspruchung anderer führen. So sehen wir diffus in die Peripherie ausstrahlende tendomyalgische Schmerzen bei Paresen einzelner Schultermuskeln, so z. B. des *oberen Trapezius* (z. B. nach Akzessoriusläsion am Hals) oder des *M. serratus lateralis* [31].

10. Übrige Ursachen von Brachialgien

Bei Befall innerer Organe können Schmerzen im Sinne der *Headschen Zonen* auch im Bereiche der oberen Extremitäten und der Schultern auftreten. So verursacht ja in klassischer Weise eine Angina pectoris einen in den linken Arm ausstrahlenden Schmerz, eine Gallenblasenaffektion kann einen Schulterschmerz verursachen. Unter den selteneren Ursachen sei der *Glomustumor* erwähnt: Diese an vegetativen Fasern reiche, vaskuläre gutartige Geschwulst sitzt zwar mit Vorliebe unter den Fingernägeln, kann aber irgendwo an den oberen oder unteren Extremitäten lokalisiert sein. Die hierbei auftretenden diffusen dumpfen intensiven Schmerzen werden vorwiegend ausgelöst, wenn der entsprechende Gliedteil herunterhängt oder gar geschwungen wird. Bei den subungual liegenden kleinen Glomustumoren erzeugt der lokale Druck ebenfalls einen intensiven Schmerz.

11. Schlußbemerkungen

Aus dem soeben Aufgeführten geht hervor, daß der Arzt beim Vorhandensein eines zervikobrachialen Schmerzsyndromes ein breites Spektrum an Assoziationen haben muß. Die exakte Befragung der Schmerzart, der Schmerzprovokation oder der lindernden Maßnahmen und ein Erheben der Vorgeschichte stellen den ersten entscheidenden Schritt dar. Anschließend muß die exakte Untersuchung sowohl des Bewegungsapparates wie auch des Nervensystemes und des vaskulären Aspektes folgen. Dies wird in den meisten Fällen dem Untersucher erlauben, eine klare Diagnose zu stellen und daraus auch die entsprechenden Therapien abzuleiten.

Literatur

[1] Beer K, Thomalske C (1995) „Schulter-Arm-Syndrom" und was sich dahinter verbergen kann. Aktuel Neurol 22: 118–119.
[2] Coulter I (1996) Manipulation and mobilization of the cervical spine: The result of a literature survey and consensus panel. J Musculoskelet Pain 4: 113–123.

[3]   Cranovsky C (1996) Neuralgic myatrophy of the shoulder. Schweiz Med Wschr 126: 111–119.

[4]   Flor H, Elbert T, Knecht S, et al. (1995) Phantom-limb pain as a perceptual correlate of cortical reorganization following arm amputation. Nature 375: 482–484.

[5]   Friedman BG, Albert TJ, Fenlin Jr JM (1994) Rotator cuff disease: A review of diagnosis, pathophysiology, and current trends in treatment. Arch Phys Med Rehabil 75: 604–609.

[6]   Gebhard JS, Donaldson DH, Brown CW (1994) Soft-tissue injuries of the cervical spine. Orthop Rev 23 (Suppl. May): 9–17.

[7]   Gerwin RD (1993) The management of myofascial pain syndromes. J Musculoskelet Pain 1: 83–94.

[8]   Giroud M, Gras P, Dumas R, et al. (1993) Spontaneous vertebral artery dissection initially revealed by a pain in one upper arm. Stroke 24: 480–481.

[9]   Goulding PJ, Schady W (1993) Favourable outcome in non-traumatic anterior interosseous nerve lesions. J Neurol 240: 83–86.

[10] Hales TR, Bernard BP (1996) Epidemiology of work-related musculoskeletal disorders. Orthop Clin North-Am 27: 679–709.

[11] Hetzel A, Berger W, Schumacher M, et al. (1996) Dissection of the vertebral artery with cervical nerve root lesions. J Neurol 24: 121–125.

[12] Larsson SE, Alund M, Chai H, et al. (1994) Chronic pain after soft-tissue injury of the cervical spine: Trapezius muscle blood flow and electromyography at static loads and fatigue. Pain 57: 173–180.

[13] Liu JE, Tahmoush AJ, Roos DB, et al. (1995) Shoulder-arm pain from cervical bands and scalene muscle anomalies. J Neurol Sci 128: 175–180.

[14] Meenen NM, Katzer A, Dihlmann SW, et al. (1994) Whiplash-injury and the role of pre-existing degenerative changes. Unfallchirurgie 20: 138–148.

[15] Mondelli M, Della-Porta P, Martelli G, et al. (1995) Mononeuropathy of the suprascapular nerve: Clinical and electrophysiological study of five cases. Riv Neurobiol 41: 823–828.

[16] Mumenthaler M. (Hrsg) (1982) Der Schulter-Arm-Schmerz. Leitfaden für die Praxis, 2. Aufl. Huber, Bern.

[17] Mumenthaler M, Schliack H (Hrsg) (1993) Läsionen peripherer Nerven. Diagnostik und Therapie, 6. Aufl. Thieme, Stuttgart.

[18] Newman BH, Waxman DA (1996) Blood donation-related neurologic needle injury: Evaluation of 2 years' worth of data from a large blood center. Transfusion 36: 213–215.

[19] Novak CB, Collins ED, Machinnon SE (1995) Outcome following conservative management of thoracic outlet syndrome. J Hand Surg USA 20: 542–548.

[20] Novak CB, Mackinnon SE (1996) Thoracic outlet syndrome. Orthop Clin North-Am 27: 747–762.

[21] Novak CB, Van-Vliet D, Mackinnon SE (1995) Subjective outcome following surgical management of upper extremity neuromas. J Hand Surg USA 20: 221–226.

[22] Ohlsson K, Attwell RG, Palsson B, et al. (1995) Repetitive industrial work and neck and upper limb disorders in females. Am J Ind Med 27: 731–747.

[23] Okino S, Miyaji H, Matoba M (1995) The quadrilateral space syndrome. Neuroradiology 37: 311–312.

[24] Osterman AL, Babhulkar S (1996) Unusual compressive neuropathies of the upper limb. Orthop Clin North-Am 27: 389–408.

[25] Ranney D, Wells R, Moore A (1995) Upper limb musculoskeletal disorders in highly repetitive industries: Precise anatomical physical findings. Ergonomics 38: 1408–1423.

[26] Saffar P (1996) Radial nerve compression at the elbow. Rheumatologie 48: 287–290.

[27] Spengler M (1973) Orthopaedic aspects and early diagnosis of superior sulcus tumor of lung (Pancoast). J Bone Jt Surg 55-A: 1645–1650.

[28] Steiner HH, Von-Haken MS, Steiner-Milz HG (1996) Entrapment neuropathy at the cubital tunnel: Simple decompression is the method of choice. Acta Neurochir 138: 308–313.

[29] Sucher BM, Glassman JH (1996) Upper extremity syndromes. Phys Med Rehabil Clin North-Am 7: 787–810.

[30] Valat JP, Lioret E (1996) Cervical spine osteoarthritis. Rev Prat 46: 2206–2211.

[31] Watson CJ, Schenkman M (1995) Physical therapy management of isolated serratus anterior muscle paralysis. Phys-Ther 75: 194–202.

Korrespondenz: Univ.-Prof. Dr. med. M. Mumenthaler, Spezialarzt für Neurologie, Witikonerstraße 326, CH-8053 Zürich, Schweiz.

Apparative Diagnostik des Karpaltunnelsyndroms

Udo A. Zifko

Zusammenfassung

Das Karpaltunnelsyndrom (KTS) ist durch nächtliche Dysaesthesien, zunehmende feinmotorische Defizite und in fortgeschrittenen Krankheitsstadien durch eine Thenaratrophie gekennzeichnet. Neben der Anamnese und der klinisch neurologischen Untersuchung ist die Elektrophysiologie der Hauptpfeiler in der Diagnostik. Die verlängerte distale motorische Latenz des *N. medianus*, die Amplitudenreduktion bei Stimulation proximal des Karpalkanales und die pathologische sensible Nervenleitgeschwindigkeit in Höhe des Handgelenkes stellen die klassische Befundkonstellation eines KTS dar. Die Elektrophysiologie muß aber auch andere mögliche Ursachen einer Brachialgie, wie radikuläre Läsionen, Plexus-brachialis-Läsionen, proximale Nervenengpaßsyndrome des *N. medianus* oder eine Neuropathie ausschließen. Daher ist häufig eine ergänzende Elektromyographie entsprechender Kennmuskeln unumgänglich. Bei einer kurz dauernden Anamnese sind falsch negative, bei einer inkompletten oder fehlerhaften neurophysiologischen Untersuchung auch falsch positive Befunde möglich. Gelegentlich sind ergänzende radiologische Aufnahmen des Handgelenkes und Laboruntersuchungen erforderlich. Nur auf Basis einer exakten Diagnose ist ein entsprechender Therapieplan zu erstellen.

Einleitung

Das Karpaltunnelsyndrom (KTS) ist die häufigste periphere Nervenschädigung und wird als chronische Kompression des *N. medianus* im Karpalkanal, d. h. bei seinem Durchtritt unter dem *Retinaculum flexorum,* ohne besondere äußere Einwirkung definiert [1]. Der wesentlichste Teil der Diagnose ist die ausführliche Anamnese. Hierbei muß immer nach nächtlichen Armschmerzen, morgendlicher Ungeschicklichkeit, Verschlechterung der Symptome nach manuellen Arbeiten und nach möglichen prädisponierenden Erkrankungen gefragt werden (siehe Kapitel „Klinische Befunde beim KTS"). Prinzipiell sollte bei jeder Brachialgie an eine Kompression des *N. medianus* gedacht werden. Neben einer allgemein klinisch neurologischen Untersuchung sind das Tinel-Zeichen und der Phalen-Test wertvolle Provokationsmethoden. Die Aussagekraft der klinischen Untersuchung kann durch Quantifizierung der groben Kraft mittels eines Handdynamometers und Messung der Sensibilität mit dem Semmes-Weinstein-Monofilament-Test verbessert werden. Geleitet vom klinischen Befund soll dann die elektrophysiologische Diagnostik veranlaßt werden.

Elektrophysiologische Diagnostik

Indikation und Allgemeines

Die Elektroneurographie und die Nadel-Elektromyographie (EMG) sind die entscheidenden diagnostischen Schritte zur apparativen Diagnostik des KTS. Die Vielzahl der klinischen Präsentationen des KTS, die unterschiedlichen Prädispositionen, die weite Varianz der Symptomdauer, die möglichen Assoziationen mit anderen neuromuskulären Erkrankungen und die anatomischen Varianten im Verlauf des *N. medianus* erlauben aber keinen schematisierten Untersuchungsablauf. Die Untersuchung soll von Anamnese, Klinik und bereits erhobenen elektrophysiologischen Befunden geleitet sein, um potentielle Fehlbefunde zu vermeiden. Dies setzt voraus, daß der Untersucher nicht nur mit der reinen Untersuchungstechnik sondern auch mit der peripheren Neurologie vertraut ist [2]. Nur das Einhalten dieser Forderung gewährleistet die Sicherheit, die Zahl falsch positiver und falsch negativer Befunde möglichst niedrig zu halten. Die elektrophysiologische Untersuchung kann in jedem Alter durchgeführt werden und ist wenig belastend. Die unangenehme Empfindung während der elektrischen Stimulation wird, bei entsprechender Aufklärung kurz vor der Untersuchung, gut toleriert. Kontraindikationen bestehen keine. Bei Neugeborenen und Kleinkindern ist eine Sedierung vor Beginn der Untersuchung notwendig. Bei entsprechender Untersuchungs-

Tabelle 1. Indikation zur elektrophysiologischen Diagnostik

Diagnose eines fraglichen KTS

Sicherung eines klinisch wahrscheinlichen oder sicheren KTS

Differentialdiagnose zu anderen neuromuskulären Erkrankungen:
    Polyneuropathien, radikuläre Läsionen, proximale Nervenläsionen

Erfassung zusätzlicher Nervenläsionen („double crush syndrome"):
    Polyneuropathien, radikuläre Läsionen, proximale Nervenläsionen

Quantifizierung der Nervenläsion

Verlaufsdokumentation bei konservativer und operativer Therapie

Befunddokumentation bei Begutachtung

qualität besteht eine exzellente Reproduzierbarkeit der neurographischen Parameter [2].

Die Hauptzuweisungsgründe zur Elektrophysiologie dienen der Diagnose eines klinisch fraglichen Karpaltunnelsyndromes und zur differentialdiagnostischen Abgrenzung einer cervikalen, radikulären Läsion. Weitere differentialdiagnostische Fragestellungen sind proximale Kompressionssyndrome des *N. medianus* in Ellenbeuge und Unterarm. Genauso wichtig ist die Objektivierung eines anamnestisch und klinisch sicheren KTS. Bei diesen Patienten dient die Elektrophysiologie neben der Befunddokumentation auch der Graduierung des Schweregrades und ist somit zur Therapieplanung unerläßlich. Weiters soll die Elektrophysiologie gleichzeitig bestehende, gelegentlich subklinische Polyneuropathien erfassen. Schließlich dient die Elektrophysiologie wesentlich zur Dokumentation der Therapieeffektivität, sowohl nach konservativer als auch operativer Therapie, und ist somit ein unerläßlicher Verlaufsparameter.

Motorische Neurographie

Bei der motorischen Neurographie des *N. medianus* wird die distale Latenz (Zeit zwischen der Stimulation des *N. medianus* in Höhe des Handgelenkes und der Ableitung vom *M. abductor pollicis brevis* als Maß der schnellst leitenden Nervenfasern in diesem Abschnitt – also in Höhe des Karpalkanales), die Summenpotentialamplitude (Maß der intakten Muskelfasern) und die Nervenleitgeschwindigkeit im Unterarmbereich oder anderen proximalen Abschnitten entlang des Nervenverlaufs bestimmt und mit alterskorrigierten Normwerten verglichen. Die distale Latenz ist bei Patienten mit KTS in etwa 90% verlängert und ist somit einer der „Schlüsselbefunde" bei diesem Nervenengpaßsyndrom. Bei einem positiven Abgang des Muskelaktionspotentiales muß an eine Mitstimulation des *N. ulnaris* gedacht werden, und die Stimulation hat dann weiter radialseitig zu erfolgen. Bei einem mit Oberflächenelektroden nicht ableitbaren Muskelaktionspotential vom *M. abductor pollicis brevis* soll jedenfalls auch eine Nadelableitung aus diesem Muskel erfolgen. Eine Reduktion der Summenpotentialamplitude unter dem Normwert wird nur bei fortgeschrittenen Fällen eines KTS angetroffen. Eine Abnahme der Amplitude proximal des Karpaltunnels um mehr als 25% im Vergleich zu distal des Karpaltunnels trotz normalen Absolutwertes der Amplitude spricht hingegen für einen Leitungsblock und wird häufig in der Frühphase des KTS angetroffen [3]. Bei der Stimulation in der Handfläche muß geachtet werden, daß keine unwillkürliche Mitstimulation des *N. ulnaris,* erkennbar klinisch an der Klingerfingerabduktion und neurographisch an einer initial positiven Deflektion der Summenpotentialamplitude, erfolgt. Die Nervenleitgeschwindigkeit (NLG) im Unterarmbereich sollte unauffällig sein. Bei länger bestehender axonaler Schädigung des *N. medianus* in Höhe des Karpaltunnels kann es auch zu einer retrograden Nervenschädigung kommen und somit eine Verlangsamung der NLG im Unterarmsegment beobachtet werden [4]. Dies ist aber selten anzutreffen, und eine verlangsamte NLG des *N. medianus* sollte immer zum Anlaß genommen werden, sowohl eine generalisierte Polyneuropathie durch Messung zusätzlicher motorischer und sensibler Nerven an der oberen Extremität als auch eine Schädigung des *N. medi-*

anus im Unterarmbereich durch Messung der Latenz des *N. interosseus anterior* [5] auszuschließen. In der Literatur häufig beschrieben wird der direkte Vergleich der motorischen Latenz bei Stimulation des *N. medianus* mit Ableitung der *Musculi lumbricales* mit der Latenz des *N. ulnaris* zu den *Musculi interossei* bei gleicher Distanz zur Stimulationselektrode [6]. Diese ergänzende Untersuchung ist bei einer grenzwertigen Latenz des *N. medianus* und auch bei Verdacht auf Polyneuropathie besonders zweckmäßig. Allerdings erlauben die anatomischen Gegebenheiten beider Muskeln zur Oberflächenableitung bezüglich der Summenpotentialamplitude keinen direkten Vergleich zwischen diesen beiden Nerven [7]. Bei grenzwertiger distaler Latenz eignet sich die Inching-Technik zur Erfassung eines Latenz- und/oder Amplitudensprunges des *N. medianus* in Höhe der Kompression [8]. Bei dieser Technik wird zentimeterweise entlang des *N. medianus* von 5 cm proximal bis 5 cm distal der Handgelenkslinie stimuliert. Diese Technik ist zeitlich und technisch anspruchsvoll, aber im Einzelfall zur Diagnose unabdingbar. Insbesondere bei Patienten mit Rezidivbeschwerden nach Karpaltunnelspaltung eignet sich diese Technik besonders zur exakten Lokalisation der Medianuskompression, welche bei Rezidiven entweder entlang der Narbe sein kann oder bei inkompletter Spaltung am proximalen oder distalen Narbenende anzutreffen ist (Abb. 1).

Da eine verlängerte distale motorische Latenz auch Ausdruck einer länger bestehenden, proximalen Nervenläsion oder Polyneuropathie sein kann, darf niemals der *N. medianus* zur Diagnostik eines KTS nur motorisch gemessen werden [9]. Vice versa kann bei einer kurzdauernden Anamnese die motorische Latenz, trotz Nervenkompression, unauffällig sein [10]. In jedem Fall müssen aus diesen Gründen auch die sensiblen Nervenfasern des *N. medianus* im Handgelenksbereich untersucht werden.

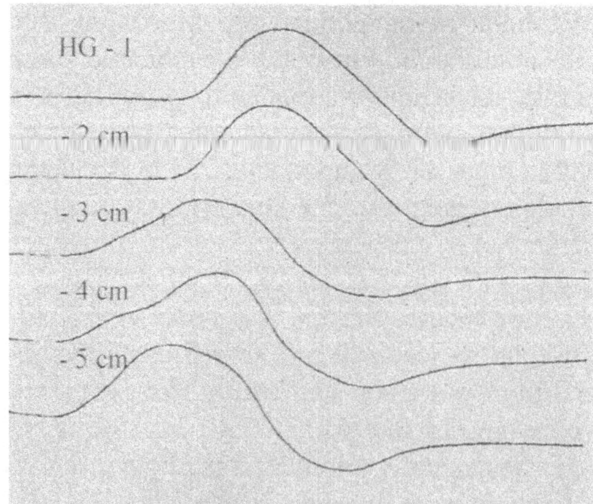

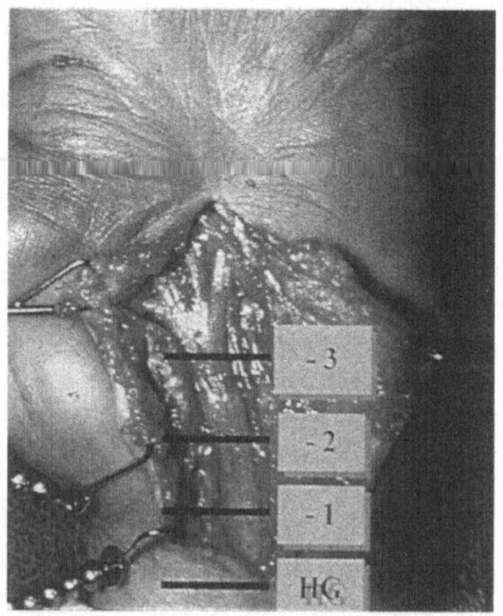

Abb. 1. Zentimeterweise Stimulation entlang des *N. medianus* zeigt bei einer Patientin mit Z. n. offener Retinaculum-Spaltung vor 6 Monaten einen deutlichen Latenzsprung 2 cm distal der Handgelenksgrundlinie. Die daraufhin durchgeführte Revisionsoperation zeigt exakt in dieser Höhe die inkomplette Retinaculum-Spaltung mit verbliebener Kompression des *N. medianus*.

Sensible Neurographie

Die Verlangsamung der sensiblen NLG in Höhe des Karpalkanales ist der sensitivste elektrophysiologische Parameter [8]. Für die sensible Neurographie ist eine ideale Erdung des Gerätes und des Patienten und meist auch eine entsprechend trockene und gereinigte Haut des Patienten Voraussetzung für eine akzeptable Messung. Die sensible Neurographie kann sowohl orthodrom (in Richtung der Nervenleitung) als auch antidrom (entgegen der Richtung der Nervenleitung) erfolgen. Stimulation und Ableitung erfolgen üblicherweise mit Oberflächenelektroden, bei niedrigen, nicht sicher reproduzierbaren Nervenaktionspotentialen sollte die Ableitung mit subkutanen Nadelelektroden erfolgen [11]. Routinemäßig erfolgt die submaximale, elektrische Nervenstimulation proximal des Karpaltunnels und die Ableitung von einem der 4 Medianus-versorgten Finger. Eine Vielzahl von Studien hat sich mit der Frage beschäftigt, welcher Finger die höchste diagnostische Sensitivität aufweist. Die Untersuchung der sensiblen NLG zum 3. Finger zeigt bei einem großen Kollektiv die größte Treffsicherheit [12]. Im Einzelfall hat es sich bewährt, den Finger zu wählen, welcher entweder am längsten und/oder am meisten betroffen ist. Gibt die Anamnese hier keine schlüssige Information, so kann die Wahl des zu untersuchenden Fingers nach dem positiven Phalen-Test (Finger, der als erstes dysaesthetisch wird) erfolgen.

Durch die relative Länge der Untersuchungsstrecke im Vergleich zu der kurzstreckigen Kompression unter dem *Retinaculum flexorum* kann eine falsch normale sensible Nervenleitung konstatiert werden [13]. Daher ist die fraktionierte Messung der sensiblen NLG mit zusätzlicher Stimulation an der volaren Handfläche wesentlich sensitiver [14]. Diese Technik erfordert eine besonders exakte Distanzmessung. Die Unterteilung der Meßstrecken in 7 und 14 cm erlaubt auch einen direkten Vergleich der erhobenen Latenzen [11] (Abb. 2, 3).

Bei pathologischer sensibler NLG soll an der gleichen Hand noch ein weiterer sensibler Nerv untersucht werden. Hierbei eignet sich der direkte Vergleich der sensiblen NLG nach Stimulation des *N. medianus* und des *N. ulnaris* bei gleicher Distanz zum 4. Finger (Abb. 4) und nach Stimulation des *N. medianus* und des *N. radialis* bei gleicher Distanz zum 1. Finger. Eine NLG-Differenz zu ungunsten des *N. medianus* von mehr als 10 m/sec ist als pathologisch beschrieben. Bei dieser Untersuchung kann auch ein direkter Vergleich des sensiblen Nervenaktions potentiales zwischen *N. medianus* und *N. ulnaris* durchgeführt werden. Dieser zeigt bei Gesunden immer eine Relation von mehr als 1, bei Patienten mit KTS so gut wie immer weniger als 1.

Auch die oben beschriebene Inching-Technik kann für die Untersuchung der sensiblen Nervenleitung herangezogen werden [8].

Die Untersuchung der motorischen und sensiblen Nervenleitgeschwindigkeit kann auch während Provokationsmanövern des *N. medianus* erfolgen. Eine Zunahme der diagnostischen Sensitivität bei neurographischen Untersuchungen des *N. medianus* während maximaler Flexion des Handgelenkes (Phalen-Manöver) oder während prolongierter Ischämie der untersuchten Extremität ist bei Patienten mit klinisch suspektem KTS beschrieben [15, 16]. Die weite Varianz der Normwerte während dieser Provokationsmethoden bei Gesunden limitiert den routinemäßigen Einsatz dieser Techniken.

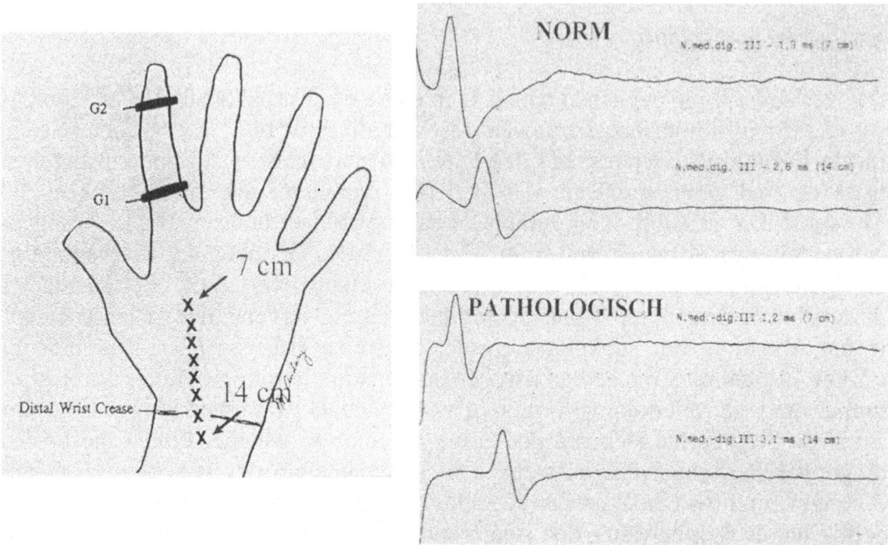

Abb. 2. Fraktionierte Messung der antidromen sensiblen NLG mit Stimulation 7 cm (distal des Karpalkanales) und 14 cm (proximal des Karpalkanales) proximal der aktiven Ableitelektroden am 3. Finger bei einem gesunden Probanden und einem Patienten mit KTS. *G1:* aktive Ringelektrode. *G2:* Referenzelektrode.

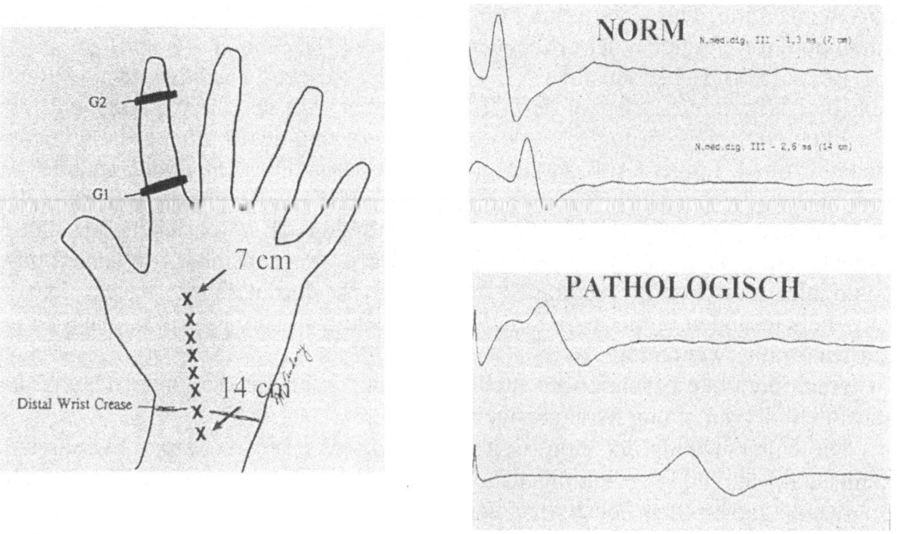

Abb. 3. Fraktionierte Messung der antidromen sensiblen NLG mit Stimulation 7 cm (distal des Karpalkanales) und 14 cm (proximal des Karpalkanales) proximal der aktiven Ableitelektroden am 3. Finger bei einem Patienten mit KTS und diabetischer Polyneuropathie. *G1:* aktive Ringelektrode. *G2:* Referenzelektrode.

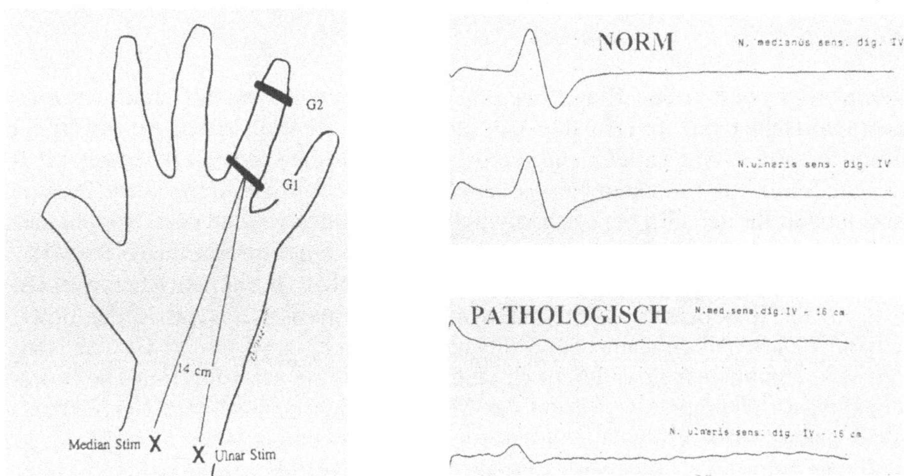

Abb. 4. Direkter Vergleich der antidromen sensiblen NLG zum 4. Finger bei Stimulation des *N. medianus* und *N. ulnaris* in Handgelenkshöhe bei einem Patienten mit KTS. *G1:* aktive Ringelektrode. *G2:* Referenzelektrode.

Elektromyographie

Die Aufzeichnung der elektrischen Aktivität einzelner Muskeln an der untersuchenden Extremität mit uni- oder bipolaren Nadelelektroden ist in der Diagnostik des KTS gelegentlich unerläßlich, gehört aber nicht zur Standarddiagnostik bei jedem Patienten mit KTS. Die Beurteilung der motorischen Einheiten des *M. abductor pollicis brevis* in Ruhe, bei leichter und maximaler Anspannung kann auch wesentlich für prognostische Aussagen herangezogen werden. Das Auftreten pathologischer Spontanaktivität ist Zeichen der axonalen Schädigung des *N. medianus*

Tabelle 2. Indikation zur Elektromyographie

Quantifizierung des KTS

Ausschluß einer radikulären Läsion

Ausschluß einer proximalen Nervenläsion:
    Plexus brachialis, Pronator-teres-Syndrom, *Interosseus-anterior*-Syndrom

Ausschluß anderer neuromuskulärer Erkrankungen:
    Vorderwurzelläsion, Polyneuropathie, Myopathie

und somit ein ungünstiger Prognoseparameter. Zusätzlich kann die EMG durch gezielte Untersuchung weiterer Muskeln andere Engpaßsyndrome des *N. medianus*, wie das *Pronator-teres*-Syndrom oder eine Läsion des *N. interosseus anterior*, aufdecken. Weiters sollte immer eine Elektromyographie der entsprechenden Kennmuskeln bei Verdacht auf eine radikuläre Läsion durchgeführt werden.

Prognostik

Die neurophysiologische Klassifizierung des Schweregrades darf nicht aufgrund der motorischen Latenz erfolgen. Die motorischen distalen Latenzen zeigen bei Gesunden eine weite Varianz und repräsentieren nur die schnellst leitenden, nicht aber die Summe der intakten Nervenfasern, so daß dieser Parameter keinesfalls als Absolutmaß für den Grad der Schädigung herangezogen werden darf, obwohl dies in der Praxis leider häufig passiert. Auch in der Literatur besteht eine solche Klassifikation nicht. Die Einteilung der Schädigung analog zu traumatischen Nervenläsionen in Neurapraxie, Axonotmesis und Neurotmesis ist aufgrund des unterschiedlichen Schädigungsmechanismus nicht möglich, insbesondere ist eine Neurotmesis (komplette Nervendurchtrennung) beim KTS nicht anzutreffen. Die Unterscheidung in Neurapraxie (Läsion der Myelinscheide bei intaktem Nervenaxon) und Axonotmesis (Läsion der Nervenaxone bei intakter Faszikelkontinuität) des *N. medianus* beim KTS hingegen ist möglich und sinnvoll. Für diese pathophysiologische Einteilung der Nervenschädigung sind die Messung der motorischen Summenpotentialamplitude proximal und distal des KTS sowie gelegentlich eine EMG-Untersuchung erforderlich.

Auch wenn der Neurophysiologe häufig mit der Frage der weiteren Therapie – konservativ versus operativ – konfrontiert wird, so sollte diese Entscheidung vorwiegend klinisch getroffen werden. Bestimmte Befundkonstellationen, wie eine pathologische Summenpotentialamplitude nach Stimulation proximal des Karpalkanales gemeinsam mit neurogenen Veränderungen bei der Nadel-EMG-Untersuchung des *M. abductor pollicis brevis,* geben Hinweise für eine axonale Schädigung des *N. medianus* und lassen eine operative Therapie notwendig erscheinen. Große, prospektive Studien zu diesem Thema fehlen allerdings. Für die Aussagekraft der Elektrophysiologie zur Wahl der Operationstechnik – offen versus endoskopisch – gibt es in der Literatur ebenfalls keine konklusiven Angaben. Unserer Erfahrung nach ist das fehlende Muskelaktionspotential aus dem Thenar immer eine Indikation zur offenen Retinaculum-Spaltung, da hier häufig eine Neurolyse erforderlich ist. Sofern der *N. medianus* motorisch noch ableitbar ist, auch bei fehlendem sensiblem Nervenaktionspotential, gibt es in unserer Erfahrung keine Kontraindikation für eine endoskopische Karpaltunnelspaltung. Somit ist die Entscheidung über Zeitpunkt und Art der Operation im wesentlichen auf die Klinik beschränkt. Allerdings sind axonale Veränderungen des *N. medianus* bei der elektrophysiologischen Untersuchung oder ein fehlendes Muskelaktionspotential des Thenars weitere Entscheidungshilfen zur Therapieplanung.

Intra- und postoperative Elektrophysiologie

Bezüglich intra- und unmittelbar postoperativer elektrophysiologischer Messungen ist die Literatur kontroversiell. Während schon innerhalb von 30 min nach offener Retinaculum-Spaltung eine eindeutige Zunahme der Leitgeschwindigkeiten beobachtet wurde [17], fanden andere Autoren bei gleicher Operationstechnik und vergleichbarem anästhetischem Protokoll keine unmittelbare Änderung der Latenz [18]. Zusätzlich wurde eine Abnahme der Summenpotentialamplitude beobachtet [18]. Dieses Phänomen wurde auf einen durch die Neurolyse verursachten Leitungsblock zurückgeführt. In einer eigenen, unveröffentlichten Studie bei 11 Patienten mit endoskopischer Karpaltunnelspaltung konnten wir die gleiche Beobachtung machen. Die Abnahme der Amplitude war bei Patienten mit präoperativ schlechteren neurographischen Befunden deutlicher als bei Patienten mit geringeren neurographischen Auffälligkeiten. Ursächlich für den intraoperativen Leitungsblock dürfte bei dieser Operationstechnik sowohl die lokale Ischämie als auch die Überdehnung des Handgelenkes während der Operation sein. Innerhalb einer Stunde waren alle elektrophysiologischen Befunde zumindest wieder auf dem Ausgangswert. Am 1. postoperativen Tag konnte bei allen Patienten in unserer Serie eine Besserung der motorischen Latenz und der Summenpotentialamplitude beobachtet werden.

Postoperative elektroneurographische Untersuchungen zeigen bei erfolgreicher Operation eine Rückbildung bzw. Normalisierung der präoperativen Parameter [19]. Bei Patienten mit geringgradigem KTS (normale motorische, pathologische sensible Neurographie) war eine komplette Restitution der elektrophysiologischen Befunde, bei Patienten mit mäßiggradigem KTS (pathologische motorische und pathologische sensible Neurographie) eine partielle Remission und bei Patienten mit höhergradigem KTS (pathologische motorische Parameter und fehlendes sensibles Nervenaktionspotential) eine fehlende Remission neurographischer Parameter innerhalb von 6 Monaten zu finden [19]. Unklar ist, in welchem Zeitraum sich, wenn überhaupt, die elektrophysiologischen Parameter bei höhergradigem KTS signifikant bessern bzw. normalisieren. Unserer Meinung nach ist prinzipiell eine postoperative elektrophysiologische Kontrolle etwa 3 Monate nach der Operation zweckmäßig. Dies erlaubt dann bei späterem Auftreten von Rezidivbeschwerden eine Beurteilung der Dynamik und ist somit in der therapeutischen Entscheidungsfindung wesentlich. Für alle Verlaufskontrollen unerläßlich ist, daß neben den Meßergebnissen auch die wesentlichen technischen Angaben, wie Meßdistanz, orthodrome bzw. antidrome sensible Nervenstimulation, Ableitort, Hauttemperatur, dokumentiert werden.

Diagnostik bei Kindern

Kinder und Jugendliche stellen eine zunehmende Patientengruppe mit KTS dar, welche durch die vermehrte Tätigkeit bei Computer mit vermehrter, unphysiologischer Beanspruchung des Handgelenkes erklärt wird [20]. Zusätzlich sind aber angeborene Fehlbildungen der Hand und proximale Läsionen des *N. medianus* bei Kindern häufiger als bei Erwachsenen anzutreffen. Wesentlich bei der Befundung ist die Berücksichtigung der altersabhängigen Normwerte [20].

Anatomische Varianten

Die klinisch wichtigste ist die *Martin-Gruber-Anastomose* zwischen *N. ulnaris* und *N. medianus* (siehe Kapitel „Zur Anatomie des Canalis carpi"), welche sich in einer verwirrenden elektroneurographischen Befundkonstellation äußert. Es findet sich eine ungewöhnlich schnelle Nervenleitung (>70 m/sec) im Unterarmbereich, welche gelegentlich sogar nicht mehr meßbar ist, da die proximale Latenz rascher als die distale Latenz abgeleitet wird, da die Medianusfasern, die in der Anastomose verlaufen, im Karpaltunnel nicht komprimiert werden und daher normal rasch leiten. Des weiteren zeigt die in der Ellenbeuge stimulierte Summenpotentialamplitude eine positive Deflektion mit einer höheren Amplitude als die distale. Diese Trias ist somit hinweisend für eine Martin-Gruber-Anastomose.

Viel seltener ist die *Riche-Cannieusche Anastomose* zwischen den motorischen Fasern des rückläufigen Astes des *N. medianus* und dem tiefen Ast des *N. ulnaris* im Handbereich, welche bei Patienten mit klinisch normaler Daumenabduktion, aber extrem niedriger Summenpotentialamplitude des langen Daumenabduktors berücksichtigt werden sollte. In diesen sehr seltenen Fällen sind weitere elektroneurographische Untersuchungen mit der Kollisionstechnik erforderlich [8].

Potentielle Fehlerquellen

Die Elektrophysiologie birgt eine Reihe potentieller Fehlerquellen. Diese umfassen eine zu kühle Hauttemperatur (welche eine Verlangsamung von Latenz und NLG bewirkt), Meßungenauigkeiten, nicht supramaximale motorische Nervenstimulation, Nichtbeachtung einer Martin-Gruber-Anastomose, schlecht angelegte Ableitelektroden, falsche Filtereinstellungen und vieles mehr. All dies kann sowohl zu falsch positiven als auch falsch negativen Befunden führen. Darüber hinaus darf die elektrophysiologische Untersuchung nicht fließbandähnlich standardisiert erfolgen, sondern jeder elektroneurographischen Untersuchung hat eine entsprechende Anamnese und klinisch neurologische Untersuchung vorauszugehen. Nur so kann sichergestellt werden, daß der Neurophysiologe allert ist, um andere mögliche Pathologien, wie eine radikuläre Läsion, eine Plexus-brachialis-Teilläsion, eine proximale *N.-medianus*-Schädigung oder eine schmerzhafte sensible Neuropathie, auch elektrophysiologisch zu verifizieren.

Labordiagnostik, Röntgen

Zusätzliche Untersuchungen inkludieren die Labordiagnostik (zur Erfassung einer zugrundeliegenden metabolischen, endokrinen oder rheumatologischen Grunderkrankung) und gegebenenfalls eine radiologische Untersuchung des Handgelenkes zur Erfassung einer traumatischen, rheumatologischen, angeborenen oder anderen Schädigung (siehe Bildgebende Diagnostik bei Karpaltunnelsyndrom). Bei klinischen und/oder elektromyographischen Hinweisen für eine radikuläre Läsion hat eine Magnetresonanztomographie der entsprechenden Segmente zu erfolgen.

Quantitative Untersuchungen der Vibrationsempfindung und/oder der Sensibilität, die Thermographie und die Karpalkanaldruckmessung sind von dzt. überwiegend akademischem Interesse. Der Ninhydrintest ist bei traumatischen Läsionen des *N. medianus* hilfreich, nicht aber bei chronischer Kompression des *N. medianus*.

Tabelle 3. Normwerte – N. medianus

Stimulation	Latenz in m/sec	Amplitude im mV/μV	Nervenleitgeschw. in m/sec
motorisch			
Handgelenk*	3,49 ± 0,34	7,0 ± 3,0	57,7 ± 4,9
Handgelenk**	3,7 ± 0,3	13,2 ± 5,0	56,7 ± 3,8
sensibel			
Handgelenk*	2,84 ± 0,34	38,5 ± 15,6	56,2 ± 5,8
Handgelenk**	3,2 ± 0,2	41,6 ± 25	

* Publizierte Normwerte nach J. Kimura „Electrodiagnosis in Diseases of Nerve and Muscle: Principles and Practice". Normwerte bei 61 Erwachsenen, Stimulation über den *N. medianus* im Handgelenksbereich, 6,5–8 cm proximal der aktiven Oberflächenelektrode über der Prominens des *Musculus abductor pollicis brevis* und der Referenzelektrode über dem distalen Phalanx des Daumens. Die Erdelektrode zwischen Stimulation und Ableitung. Die proximale Stimulation über dem medialen Ellenbogen knapp lateral der *Arteria brachialis*. Die distale Latenz gemessen vom Stimulationsartefakt zum Beginn des negativen Abganges der Summenpotentialamplitude. Die Summenpotentialamplitude von der Grundlinie zu negativer Spitze gemessen. Die Nervenleitgeschwindigkeit vom negativen Abgang der distalen Summenpotentialamplitude zum negativen Abgang der proximalen Summenpotentialamplitude gemessen. Die Hauttemperatur nicht gemessen. Die Stimulation für die sensiblen Fasern des *N. medianus* im Bereich des Handgelenkes unverändert zur motorischen Stimulationsstelle. Die Stimulationsseite 14 cm proximal der aktiven Oberflächen-Ringelektrode über Grundgelenk des 2. bzw. 3. Fingers mit der Referenzelektrode 4 cm distal der aktiven Elektrode. Die Normwerte ermittelt bei 61 gesunden Erwachsenen. Die Latenz zum negativen Abgang des Nervenaktionspotentiales gemessen. Die Latenz gleich für orthodrome und antidrome Stimulationstechnik. Das sensible Nervenaktionspotential von negativer Spitze zu positiver Spitze gemessen. Die Hauttemperatur nicht aufgezeichnet. Grenzwerte: ± zweifache Standardabweichung.

** Publizierte Normwerte nach J. A. DeLisa „Manual of Nerve Conduction Velocity and Clinical Neurophysiology". Normwerte bei 47 Erwachsenen, Stimulation über den *N. medianus* im Handgelenksbereich, 8 cm proximal der aktiven Oberflächenelektrode über der Prominens des *Musculus abductor pollicis brevis* und der Referenzelektrode über dem distalen Phalanx des Daumens. Die Erdelektrode zwischen Stimulation und Ableitung. Die proximale Stimulation über dem medialen Ellenbogen knapp lateral der *Arteria brachialis*. Die distale Latenz gemessen vom Stimulationsartefakt zum Beginn des negativen Abganges der Summenpotentialamplitude. Die Summenpotentialamplitude von positiver Spitze zu negativer Spitze gemessen. Die Nervenleitgeschwindigkeit vom negativen Abgang der distalen Summenpotentialamplitude zum negativen Abgang der proximalen Summenpotentialamplitude gemessen. Die Hauttemperatur nicht gemessen. Die Stimulation für die sensiblen Fasern des *N. medianus* im Bereich des Handgelenkes unverändert zur motorischen Stimulationsstelle. Die Stimulationsseite 14 cm proximal der aktiven Oberflächen-Ringelektrode über Grundgelenk des 2. bzw. 3. Fingers mit der Referenzelektrode 4 cm distal der aktiven Elektrode. Die Latenz zur negativen Spitze des sensiblen Nervenaktionspotentiales gemessen. Die Latenz gleich für orthodrome und antidrome Stimulationstechnik. Das sensible Nervenaktionspotential von negativer Spitze zu positiver Spitze gemessen. Die Hauttemperatur nicht aufgezeichnet. Grenzwerte: ± zweifache Standardabweichung.

Literatur

[1] Mumenthaler M, Schliack H (1995) Läsionen peripherer Nerven, 6. Aufl. Thieme, Stuttgart New York.

[2] Brown WF, Bolton CF (1993) Clinical Electromyography, 2nd ed. Butterworth-Heinemann, Boston London.

[3] Lesser EA, Venkatesh S, Preston DC, Logigan EL (1995) Stimulation distal to the lesion in patients with carpal tunnel syndrome. Muscle Nerve 18: 503–507.

[4] Pease WS, Lee HH, Johnson EW (1990) Forearm median nerve conduction velocity in carpal tunnel syndrome. Electromyogr Clin Neurophysiol 30: 299–302.

[5] Rosenberg JN (1990) Anterior interosseus/median nerve latency ratio. Arch Phys Med Rehabil 71: 228–230.

[6] Preston DC, Logigan EL (1992) Lumbrical and interossei recording in carpal tunnel syndrome. Muscle Nerve 15: 1253–1257.

[7] Muellbacher W, Mamoli B, Zifko U, Grisold W (1994) Letter to the editor: Lumbrical and interossei recording in carpal tunnel syndrome. Muscle Nerve 17: 359–360.

[8] Kimura J (1989) Electrodiagnosis in Diseases of Nerve and Muscle: Principles and Practice, 2nd ed. F. A. Davis, Philadelphia.

[9] Vogt T, Mika A, Thömke F, Hopf HC (1997) Evaluation of carpal tunnel syndrome in patients with polyneuropathy. Muscle Nerve 20: 153–157.

[10] Redmond MD, Rivner MH (1988) False positive electrodiagnostic tests in carpal tunnel syndrome. Muscle Nerve 11: 511–517.

[11] Dumitru D (1994) Electrodiagnostic Medicine. Hanley & Belfus, Philadelphia.

[12] Macdonnel RAL, Schwartz MD, Swash M (1990) Carpal tunnel syndrome: Which finger should be tested? An analysis of sensory conduction in digital branches of the median nerve. Muscle Nerve 13: 601–604.

[13] De Lean J (1988) Transcarpal median sensory conduction: Detection of latent abnormalities in mild carpal tunnel syndrome. Can J Neurol Sci 15: 388–393.

[14] Padua L, Lomonaco M, Valente EM, Tonali PA (1996) A useful electrophysiologic parameter for diagnosis of carpal tunnel syndrome. Muscle Nerve 19: 48–53.

[15] Dunnan JB, Waylonis GW (1991) Wrist flexion as an adjunct to the diagnosis of carpal tunnel syndrome. Arch Phys Med Rehabil 72: 211–213.

[16] Yates SK, Hurst LN, Brown WF (1981) The pathogenesis of pneumatic tourniquet paralysis in man. J Neurol, Neurosurg, and Psychiatry 44: 759–767.

[17] Hongell A, Mattson HS (1971) Neurographic studies before, after, and during operation for median nerve compression in the carpal tunnel. Surg J Plast Reconstr Surg 5: 103–109.

[18] Yates SK, Hurst LN, Brown WF (1981) Physiological observations in the median nerve during carpal tunnel surgery. Ann Neurol 10: 227–229.

[19] Padua L, Lomonaco M, Aulisa L, Tamburelli F, Valente EM, Padua R, Gregori B, Tonali P (1996) Surgical prognosis in carpal tunnel syndrome – Usefulness of a preoperative neurophysiological assessment. Acta Neurol Scand 94: 343–346.

[20] Jones HR, Bolton CF, Harper CM (1996) Pediatric Clinical Electromyography. Lippincott-Raven, Philadelphia.

Korrespondenz: Prim. Univ.-Doz. Dr. Udo A. Zifko, Klinik Pirawarth, Kur- und Rehabilitationszentrum, Sonderkrankenanstalt für Neurologie, Kurhausstraße 100, A-2222 Bad Pirawarth, Österreich. Tel.: 0043-(0)2574-29160. E-Mail: Zifko@Klinik-Pirawarth.at

Bildgebende Diagnostik bei Karpaltunnelsyndrom

Martin J. Breitenseher

Die Diagnose des Karpaltunnelsyndroms, der häufigsten Kompressionsneuropathie, erfolgt durch Anamnese, physikalische Krankenuntersuchung und Messung der Nervenleitgeschwindigkeit. Der Stellenwert der verschiedenen bildgebenden Methoden zur Diagnose eines Karpaltunnelsyndroms ist zur Zeit noch unklar, in der klinischen Routine kommen sie nicht regelmäßig zum Einsatz. Konventionelle Röntgenuntersuchungen und Computertomographie (CT) erlauben den Nachweis von knöchernen Veränderungen, Verkalkungen und die genaue Bestimmung der Karpalkanalweite. Die Magnetresonanztomographie (MRT) kann typische Veränderungen am *Nervus medianus* in etwa 90% nachweisen. Zusätzliche Veränderungen des Karpalkanals als primäre Ursache eines Karpaltunnelsyndroms werden in etwa 40% mit der MRT gefunden. Andererseits wird die MRT nur in Fällen mit konservativen oder chirurgischen Therapieversagen empfohlen. Ursachen eines Karpaltunnelsyndroms, wie sie die MRT darstellt, werden ebenso vom Chirurgen während der Operation gefunden. Der Nachweis durch die MRT ändert meist nichts an der Notwendigkeit und am Erfolg einer *Ligamentum-transversum*-Spaltung und allgemein nichts am präoperativen Management des Karpaltunnelsyndroms. Wie sehr neue Operationstechniken und technische Fortschritte in der Bildgebung zu einer Änderung des diagnostischen Algorithmus führen, ist noch offen.

Anatomie

Der Karpaltunnel ist an der Palmarseite des Handgelenks ein osteofibröser Kanal von 2,5 cm Länge. Er ist an drei Seiten, dorsal, radial und ulnarseitig, knöchern und palmarseitig fibrös begrenzt (Tab. 1). Er wird nach distal enger und das *Ligamentum carpi transversum* nach distal kräftiger. Der *Nervus medianus* liegt direkt unter dem *Ligamentum carpi transversum* und variabel meist radialseitig der Mittellinie. Vor dem Eintritt in den Karpaltunnel gibt der *Nervus medianus* den sensiblen *Ramus palmaris* ab. Innerhalb des Tunnels gibt er Muskeläste für den *Musculus abductor pollicis brevis* und *M. opponens pollicis,* das *Caput superficiale* des *Musculus flexor pollicis brevis* sowie zwei radiale *Musculi lumbricales.*

Tabelle 1. Anatomische Begrenzungen des Karpaltunnels

	Dorsal	Plantar	Radial	Ulnar
Proximal	Kapitatum	*Lig. carpi transversum*	Scaphoid	Pisiforme
	Hamatum			
	Triquetrum			
Distal	Kapitatum	*Lig. carpi transversum*	Trapezium	*Hamulus ossi hamati*
	Trapezoideum			

Ursachen

Ein Karpaltunnelsyndrom, eine Kompressionsneuropathie des Nervus medianus, kann entweder durch Einengung des Tunnelquerschnitts oder durch Volumenzunahme des Inhaltes entstehen. Die häufigste Ursache ist (50–85%) idiopathisch mit Zeichen einer unspezifischen Endovaginose bzw. chronische Fibrosierung der Beugesehnenscheiden. Weitere Ursachen sind Tumore und tumorähnliche Läsionen (Ganglion, Lipom, Hämangiom und neurogene Tumore), eine Deposition von Kalziumhydroxylapatit (akutes Kalksalzdepot), Urate (Gicht) und Amyloiden (meist dialyseassoziiert), kongenitale Anomalien, z. B. *Arteria mediana,* knöcherne Karpalstenosen, posttraumatisch oder degenerativ), Venostasen oder Ödeme (Gravidität und Menopause sowie Rechtsherzinsuffizienz).

Tabelle 2. Pathogenese des Karpaltunnelsyndroms

	Akut	Chronisch
Häufig	Fraktur	Idiopathisch
Selten	Blutung	Fokal: Ganglion, Lipom, andere Weichteiltumore, Arthrose
	Infektion	Diffus: entzündlich: posttraumatische Synovitis, rheumatische
	Thrombose der	Arthritis, Tuberkulose
	A. mediana	Systemisch metabolisch: Diabetes, Gicht, Akromegalie usw.
		Physiologisch: Schwangerschaft, Menopause,
		überlastungsabhängige Muskelhypertrophie

Bildgebende Diagnostik

1. Röntgen

Besteht eine knöcherne Stenose des Karpaltunnels? Finden sich eine Fraktur, Luxation, degenerativer oder entzündlicher knöcherner Prozeß oder Weichteilverkalkungen?

Tabelle 3. Mittels konventionellen Röntgen erkennbare Ursachen

Knöcherne Stenose?	Innen	Außen
Akut	Kalksatzdepot (Gicht)	Fraktur Luxation
Chronisch	Verkalkter Weichteiltumor	Arthrose Arthritis

2. Sonographie

Beurteilung des Verlaufes, des Querschnittvolumens, der Form (Querschnitts-flächen, Querschnittsdurchmesser, deren Verhältnisse ergeben die Abflachungs-ratios) und die Echogenität des *Nervus medianus.* Weiters können die Ursachen für ein Karpaltunnelsyndrom, wie z. B. Tendovaginitis, Ganglion, atypische Muskeln oder eine persistierende *Arteria mediana,* erkannt werden.

3. Computertomographie

Quantifizierung einer knöchernen Karpalstenose, wie z. B. im Rahmen einer karpalen Arthrose oder Instabilität sowie Ausdehnung von Kalksalzdepots als auch verkalkende Weichteiltumoren.

4. Magnetresonanztomographie

Die normale und pathologische Anatomie des Karpaltunnels läßt sich mit der MRT detailreich und mit ausgezeichneter Auflösung darstellen. Der Vorteil der Methode liegt in der multiplanaren Schnittführung, dem hohen Weichteilkontrast und dem Erstellen verschiedener Bildeffekte wie T1- und T2-gewichteter Bilder.

MRT-Zeichen eines Karpaltunnelsyndroms sind eine proximale Schwellung oder Pseudoneurom des *Nervus medianus* sowie distale Abflachung; eine Signal-

Tabelle 4. MRT-Signalintensitäten: Normalanatomie

	T1-gewichtet	T2-gewichtet	STIR
Sehnen	0-x	0	0
Muskulatur	xx	xx	xxx
Bänder	0-x	0	0
Nerv	xx	xx	xx
Knochen Kortex	0	0	0
Knochen Mark	xxxx	xxx	0-x
Knorpel	xx	x	x
Fett	xxxx	xxxx	0
Flüssigkeit	x	xxxx	xxxx

0 = kein Signal, schwarz; xxxx = signalreich, weiß; x, xx, xxx = Graustufen

erhöhung des Nervs in einer T2-gewichteten Sequenz (kompressionsbedingtes Ödem), wobei sich diese nach distal über das Handgelenk hinaus, nicht aber nach proximal ausdehnt. Weiters finden sich Zeichen einer vermehrten Palmarvorwölbung des *Retinaculum flexorum* sowie Zeichen einer Tendosynovitis der Beugesehnen (Ödem und Erguß). Zusätzlich können von innen oder außen ausgehende Ursachen, z. B. Weichteiltumore, erkannt werden. Ein weiterer Einsatzbereich der MRT liegt in der postoperativen Diagnostik mit bleibenden oder wiederkehrenden Beschwerden, z. B. im Erkennen eines unvollständig durchtrennten *Ligamentum carpi transversum.*

Tabelle 5. MRT-Morphologie des Karpaltunnelsyndroms

Betroffene Struktur	MR-Zeichen	Signalintensität
Nervus medianus	Distale Abflachung Proximale Schwellung	T2-gew.: ↑, im Tunnel und distal, nicht proximal; KM: ↑
Lig. carpi transversum	Vorwölbung	
Sehnenscheide	Erguß Wandverdickung	T2-gew.: ↑ KM: ↑

Zukünftige Entwicklungsmöglichkeiten der MRT liegen in der technischen Entwicklung mit höheren Feldstärken, höheren Feldgradienten, handadaptierten zirkular polarisierenden Spulen, wodurch ein höheres Signal zu Rauschverhältnis und damit eine höhere Kontrast- und Ortsauflösung zu erwarten ist. Mit leistungsfähigeren, schnelleren Sequenzen (Software) mit speziellen Bildeffekten sind zusätzliche Informationen möglich. Dies sind neben den T1- und T2-gewichteten Bildeffekten und Fettunterdrückungstechniken, In-phase-opposed-phase-Imaging, diffusiongewichtetes Imaging, MRT-Angiographie, usw.

Diskussion

Zur Zeit wird die Diagnose eines Karpaltunnelsyndroms bei Vorliegen einer typischen Anamnese, Krankenuntersuchung und Nervenleitgeschwindigkeit gestellt. Dieser Weg der Diagnostik kann bei den meisten typischen Fällen angewendet werden. Besteht in seltenen Fällen zwischen Anamnese, Untersuchung und Nervenleitgeschwindigkeit keine Übereinstimmung, so ist der Einsatz der Bildgebung sinnvoll. Die Möglichkeit, eine Nervenkompression darzustellen und die Ursache mit hoher Sensitivität nachzuweisen, kann gezielt eingesetzt werden. Ein weiterer Einsatzbereich ist bei Patienten mit postoperativ persistierenden Beschwerden zu sehen.

Limitationen der bildgebenden Methoden sind, daß mit der Computertomographie die knöcherne Karpalstenose gut quantifiziert werden kann, daß aber ebenso ein enger Karpalkanal ohne Symptomatik einer *N.-medianus*-Kompression gefunden werden kann. Nachteile der Sonographie bestehen darin, daß diese Methode untersucherabhängig ist, einen mäßigen Kontrast zeigt, einen kleinen Bildausschnitt bietet und reich an Artefakten ist.

Den Vorteilen der MRT, wie hoher Weichteilkontrast, gute Auflösung, multiplanare Schnittführung, verschiedene Bildeffekte wie T1 oder T2-gewichtet, stehen Nachteile, wie geringere Verfügbarkeit und höhere Untersuchungskosten, gegenüber. Mit der MRT gelingt der sensitive Nachweis der Nervenkompression. Zeichen der Nervenkompression finden sich auch in 20% der asymptomatischen Patienten. Die Spezifität ist daher entsprechend eingeschränkt, und die MR-Zeichen zur Beurteilung der Nervenkompression sollen möglicherweise reevaluiert werden. Der mit der MRT mögliche sensitive Nachweis der Ursachen eines Karpaltunnelsyndroms gelingt oft auch in asymptomatischen Handgelenken.

Postoperativ kann bei persistierender Nervenkompression eine inkomplette Spaltung, Narbengewebe oder Prolaps dargestellt werden. Auch nach erfolgreicher Spaltung des *Ligamentum transversum* können sich pathologische Signaländerungen in der MRT finden.

Durch eine weitere technische Entwicklung im Geräte-, Spulen- und Sequenzenbereich ist eine Optimierung der bildgebenden und insbesonders MRT-Diagnostik zu erwarten. Mit einer höheren Feldstärke von zum Beispiel 3,0 Tesla ist ein um 40% höheres Signal beim Rauschverhältnis im Vergleich zu 1,5 Tesla möglich. Eine höhere Ortsauflösung ist weiters mit speziellen Spulen möglich. Eine Oberflächenspule von 4 cm erlaubt mit einer Gesichtsfeldgröße von 50 mm und einer 256-Matrix eine Pixelgröße von ~0,2 mm. Weitere Spezialeffekte wie Fettunterdrückung, Kontrastmittelgabe oder diffusionsgewichtete Bildgebung sind noch zu prüfen.

Zusammenfassend ist die Bildgebung zur Zeit für die ergänzende Diagnostik bei unklaren Fällen von Karpaltunnelsyndromen vorbehalten. Bildgebende Methoden haben zur Zeit keinen Einfluß auf den chirurgischen Zugang, auf die chirurgische Technik und den Erfolg der *Ligamentum-transversum*-Spaltung. Nach Klärung von diagnostischen Detailproblemen und Berücksichtigung der technischen Weiterentwicklung ist die Rolle der Bildgebung zur Diagnostik des Karpaltunnelsyndroms in Zukunft möglicherweise neu zu definieren.

Literatur

Dalinka MK (1995) MR imaging of the wrist. AJR 164: 1–9.

Fricker R, Troeger H (1984) Aneurysma der Arteria ulnaris als Ursache eines Karpaltunnelsyndroms. Handcir Mikrochir Chir 26: 268–269.

Middleton WF, Kneeland JB, Kellman GM, et al. (1987) MR imaging of the carpal tunnel: Normal anatomy and preliminary findings in the carpal tunnel syndrome. AJR 148: 307–316.

Mesgarzadeh M, Schneck CD, Bonakdarpour A (1989) Carpal tunnel: MR imaging, Part I. Normal anatomy. Radiology 171: 743–748.

Mesgarzadeh M, Schneck CD, Bonakdarpour A, Amitaba M, Conway D (1989) Carpal tunnel: MR imaging, Part I: Carpal tunnel syndrome. Radiology 171: 749–754.

Sie M, Zeiss J, Ebraheim NA, Jackson WT (1990) Carpal tunnel changes and median nerve compression during wrist flexion and extension seen by magnetic resonance imaging. J Hand Surg 15A: 934–939.

Sugimoto H, Miyaji N, Ohsawa T (1994) Carpal tunnel syndrome: Evaluation of median
   nerve circulation with dynamic contrast-enhanced MR iamging. Radiology 196:
   459–466.

Korrespondenz: Univ.-Prof. Dr. Martin J. Breitenseher, Einrichtung § 83 UOG Magnetic
Resonanz, Univ.-Klinik für Radiodiagnostik, Währinger Gürtel 18–20, A-1090 Wien,
Österreich. Fax 0043-1-40400-3777. E-Mail: mr@univie.ac.at

Karpaltunnelsyndrom nach Trauma

Martin Leixnering und *Christoph Pezzei*

Betrachtet man die großen Zahlen von Karpaltunnelsyndromen und deren Genese, sind Ursachen nach Trauma eher selten. Am häufigsten tritt die Kompression nach Speichenbrüchen an typischer Stelle auf. Die ersten Symptome müssen aber nicht primär, sondern können auch viele Monate später, meist nach Ausheilung der Fraktur, auftreten. Bei verspätetem klinischem Bild ist meist die überschießende Kallusbildung die Ursache. Die Therapie der Wahl ist in den meisten Fällen die offene Spaltung, die eine Revision des *Nervus medianus* ermöglicht. Liegt eine primäre Karpalkanalsymptomatik mit begleitendem Kompartmentsyndrom vor, muß eine sofortige offene Spaltung erfolgen. Nach erfolgter Abschwellung kann frühzeitig ein sekundärer einseitiger Hautverschluß erfolgen.

Literaturübersicht

Paget hat als erster das Karpaltunnelsyndrom beschrieben. 1853 wurden seine Vorlesungen über chirurgische Pathologie veröffentlicht. Das Syndrom wurde folgendermaßen beschrieben:

„Im College Museum gibt es die Hand eines Mannes, dessen Fall von Mr. Swan, der das Präparat geschenkt hat, mitgeteilt wurde. Der N. medianus ist dort, wo er unter dem Retinaculum flexorum verläuft, verdickt und mit allem umgebenden Gewebe adhärent. Retinaculum und umgebendes Gewebe sind induriert. Sieben Jahre bevor der Arm amputiert werden mußte, wurde ein Strick sehr fest um des Mannes Handgelenk angezogen. Damals erlitten der Medianus und andere Nerven wahrscheinlich Schädigungen, denn der Mann hatte nach dem Unfall ständig Schmerzen und Gefühlsstörungen in der Hand sowie Kontrakturen der Finger. Auch traten immer wieder Ulzerationen auf dem Handrücken auf."

Paget hat aber auch einen zweiten Fall veröffentlicht:

„M. Hilton hat mir folgendes mitgeteilt: Im Guy's Hospital war ein Mann hospita-

lisiert mit einer Kompression des Nervus medianus nach einer Fraktur des distalen Radiusendes, welche mit einer überschüssigen Kallusbildung geheilt war. Er hatte Geschwüre an Daumen, Zeige- und Mittelfinger, welche therapieresistent waren und erst heilten, als das Handgelenk so geschient wurde, daß der Druck infolge der Entspannung der palmarseitigen Strukturen vom Nerv genommen wurde. Solange dies geschah, heilten die Geschwüre und blieben zu. Sobald man aber dem Mann den Gebrauch der Hand erlaubte, kam es wieder zu Druck auf die Nerven, und es traten Ulzerationen in den von diesen versorgten Bezirken auf."

In den folgenden Jahren wurde vorerst von keinem anderen Autor ein Trauma als Ursache für ein Karpaltunnelsyndrom gewertet. 1867 wurden von Nothnagel vasomotorische Störungen als Ursache gefunden. Auch Putnam 1880 sah vasomotorische Störungen als Ursache. 1933 beschrieben dann Abbott und Saunders neuerdings die distale Radiusfraktur als Ursache für das posttraumatische Karpaltunnelsyndrom. Es folgten Beobachtungen von Lynch 1963, Peterson 1993, Dresing 1994, Mack 1994. Das Vibrationstrauma wurde von Delbianco 1993 ursächlich für die Karpalkanalsymptomatik verantwortlich gemacht. Vral beschrieb 1994 eine rupturierte, zurückgezogene Beugesehne, die zu einer Kompression des *Nervus medianus* führte.

Tabelle 1

1853 Paget	Distale Radiusfraktur
1933 Abbott und Saunders	Distale Radiusfraktur
1959 Schober	Hamulusfraktur
1963 Lynch	Distale Radiusfraktur
1993 Peterson	Druckmessung bei Speichenfraktur
1993 Delbianco	Cumulative Trauma Disorders „Vibration"
1993 Hodgkinson	Trauma in Children
1994 Mack	Median Neuropathy after Wrist Trauma
1994 Dresing	Distale Radiusfraktur-Druckmessungen
1994 Vral	Retracted flexor digitorum Profundus

Ursachen

Ursachen für ein traumatisches Karpaltunnelsyndrom sind Frakturen am distalen Radius, insbesondere Frakturen mit Gelenkbeteiligung und mit palmarer Abkippung des distalen Fragmentes im Sinne einer „Smith Fracture". Die Karpaltunnelsymptomatik kann primär auftreten, ist aber in vielen Fällen erst verzögert zu beobachten. Es kommt dann, vor allem bei verstärkter Kallusbildung palmarseitig, zu einer mechanischen Engstellung am Eingang zum *Retinaculum flexorum.*

Als weitere Ursache müssen Frakturen und Luxationen an der Handwurzel betrachtet werden, wobei besonders zentrale karpale Verrenkungen der proximalen Reihe den *Nervus medianus* gefährden. Besonders hervorzuheben ist die perilunäre Luxationsfraktur, die zusätzlich begleitende Verletzungen des *Processus styloideus* der Speiche, Kahnbeinbruch, aber auch Abrißfrakturen des *Processus styloideus* der Elle aufweisen kann.

Schnitt- und Rißquetschwunden im Handgelenksbereich mit begleitenden Sehnenverletzungen können insbesondere durch die posttraumatische Hämatombildung und Schwellneigung primär zu einer Kompression des *Nervus medianus* führen.

Tabelle 2

Traumatisches KTS
- Frakturen am distalen Radius
- Frakturen und Luxationen der Handwurzel
- Sehnenverletzungen im Handgelenksbereich
- Kontusionen und Hämatome
- Verbrennungen und Insektenstiche
- Infektionen

Gedeckte Sehnenverletzungen im Handgelenksbereich sind selten. Meist erfolgt eine Beugesehnenruptur in Höhe des Grund- oder Mittelgliedes, manchmal auch am Endglied. Das Sehnenende wird durch den hohen Muskeltonus nach proximal gezogen und kann dann eventuell durch die Verdickung an der Rupturstelle oder durch das Umschlagen und Verkleben zu einer Kompression des Nerven führen.

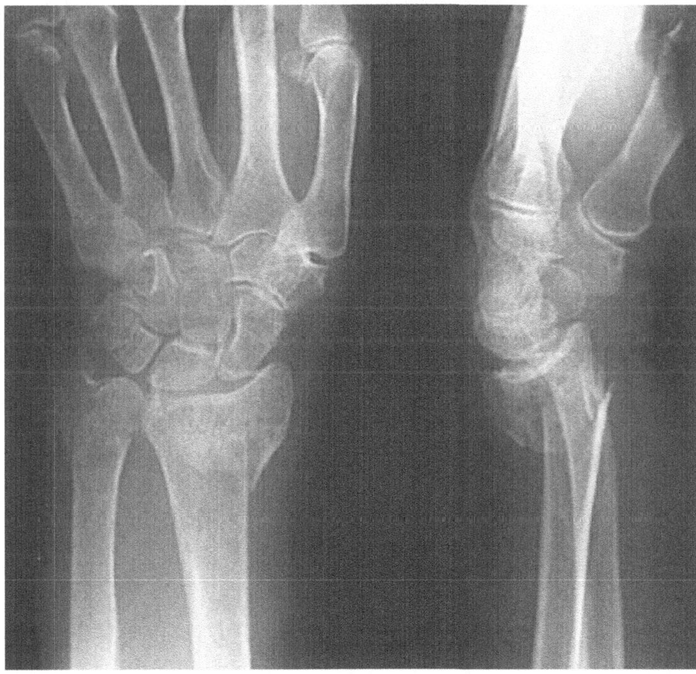

Abb. 1. Primäres Handgelenksröntgen im ap und seitlichen Strahlengang. Deutliche Fehlstellung des distalen Speichenfragmentes.

Kontusionen und Hämatome sind wesentlich häufiger zu beobachten. Sie entstehen bei schweren Quetschverletzungen der gesamten Hand.

Verbrennungen zweiten und dritten Grades führen zu schmerzhaften Schwellungen des Weichteilgewebes. An der Hautoberfläche kommt es zu Blasenbildungen oder Verschorfungen, in der Tiefe zu Verdickungen der Sehnen und Nerven. Die starre Begrenzung des Karpalkanals führt zur Schädigung des Nerven.

Die ödematöse Quellung ist auch die Ursache des Karpaltunnelsyndroms bei Insektenstichen.

Eine weitere Ursache können Infektionen sein. Beugesehnenscheidenentzündungen mit begleitender Hohlhandphlegmone können genauso wie Handgelenksempyeme zu einer Karpalkanalsymptomatik führen.

Diagnostik

Eine subtile klinische Untersuchung des verletzten Handgelenkes ist Vorraussetzung für eine rasche und exakte Diagnosefindung. Fast alle traumatischen Karpaltunnelsyndrome können damit erkannt werden. Eine exakte Anamnese und eine möglichst genaue Erfassung des Unfallherganges sind grundsätzlich erforderlich.

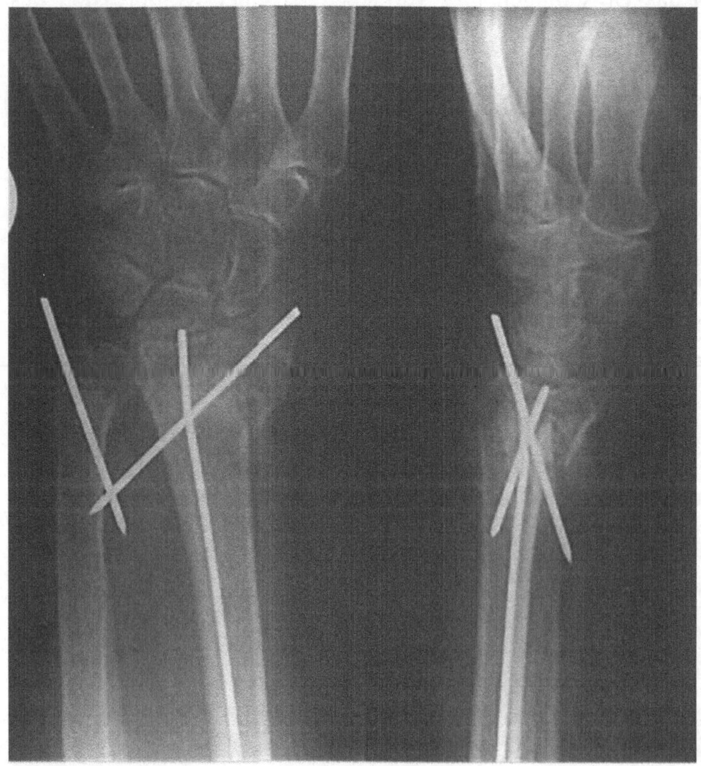

Abb. 2. Postoperatives Röntgen. Das distale Speichenfragment ist mit perkutan eingebrachten Bohrdrähten stabilisiert.

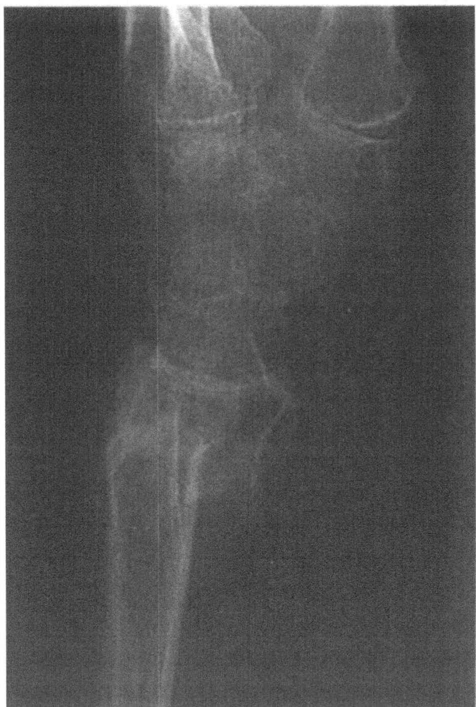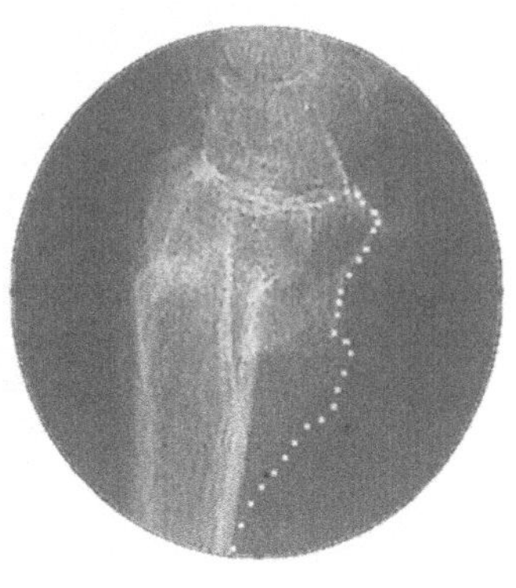

Abb. 3. 3 Wochen nach der Heilung und Bohrdrahtentfernung. Beugeseitig hat sich ein großer Kallusmantel gebildet, wodurch die Karpalkanalsymptomatik verursacht wurde.

Schmerzen, Schwellung, Hämatomverfärbung und Prellmarken geben bereits äußerlich klare Hinweise. Sensibilitätsstörungen im Medianus-Gebiet können mit einem Zweipunktdiskriminator leicht geprüft werden. Röntgendiagnostik mit exakt eingestellten ap und seitlichen Aufnahmen, eventuell Handwurzelserien, müssen immer durchgeführt werden. Bei schweren Handverletzungen kann die

Tabelle 3

Diagnostik
- Klinisches Bild
- Schmerzen
- Sensibilitätsstörung
- Röntgen, CT, MRT
- elektrophysiologische Diagnostik

MRT- und CT-Untersuchung wichtige Hinweise zum Verletzungstypus geben. Kinematographische Untersuchungen helfen zwar bei der Suche von Bandverletzungen und Instabilitäten, führen jedoch nicht zu einer erweiterten Diagnostik des Karpaltunnelsyndroms. Kann klinisch noch keine sichere Diagnose gestellt werden, sollte bereits primär eine elektrophysiologische Diagnostik erfolgen.

Therapie

Bei der primären Versorgung von Verletzungen am Handgelenk mit Beteiligung des Karpalkanals muß vorerst die Ursache der Schädigung behoben werden. Verursachen Frakturen oder Knochenfragmente die Verengung des Karpalkanales, sind diese vorerst zu reponieren und zu stabilisieren. Hämatome müssen entlastet und der Karpalkanal offen gespalten werden. Unter Berücksichtigung primärer Wunden sollen Hautschnitte verwendet werden, die den *Ramus palmaris* nicht gefährden. Bewährt hat sich der Zugang nach Bowers beziehungsweise der etwas

Tabelle 4

Therapie
– Reposition und Stabilisierung der Fraktur/Luxation
– offene Spaltung des *Retinaculum transversum*
– exakte Blutstillung
– Redondrainage des Karpalkanals
– eventuell erst sekundärer Hautverschluß
– antiphlogistische Therapie

größere, primär in der *Linea vitalis* verlaufende, dann nach ulnar abweichende Zugang. Der *Nervus medianus* sowie der *Ramus opponens* müssen revidiert werden. Nach exakter Blutstillung erfolgt die Drainage des Operationsgebietes. Kann die Haut primär nicht spannungsfrei verschlossen werden, sollte vorerst eine Deckung mit Kunsthaut erfolgen. Zügelungen der Haut für einen sekundären Wundverschluß haben sich in diesen Fällen sehr bewährt. Postoperativ sollten Antiphlogistika verwendet werden.

Ergebnisse

In den Jahren 1991 bis 1995 wurden im Unfallkrankenhaus Lorenz Böhler 22 Karpalkanalsyndrome nach Trauma beobachtet. Es waren 20 Frauen und 2 Männer

Tabelle 5

1991–1995: 22 KTS nach Trauma (14%)
– 20 Frauen / 2 Männer
– 12 x links, 10 x rechts
– Behandlungsdauer 25 Tage
– 19 Frakturen am distalen Radius
– 1 schwere Handverletzung mit primärem Kompressionssyndrom
– 2 Handwurzelverrenkungen

im Alter von 67 Jahren. Die jüngste Patientin war 47 Jahre alt, der älteste 84. 19mal war ein distaler Speichenbruch Ursache der Symptomatik, 2mal Handwurzelverrenkungen und 1mal eine Quetschverletzung mit Kompartmentsyndrom an der

Hand. Bei allen Verletzungen konnte durch die eingeleitete Therapie und offene Spaltung eine vollständige Remission der Medianus-Symptomatik erzielt werden.

Als Beispiel werden zwei Patienten vorgestellt:

Fallbeispiel 1: *Eine 77jährige Frau stürzt auf der Straße und zieht sich einen distalen Unterarmbruch zu. Noch am Unfalltag gedeckte Reposition der Fraktur und Stabilisierung mit Bohrdrähten. Nach 6 Wochen Bohrdrahtentfernung und Beginn mit Physiotherapie zur Verbesserung der Handgelenksbeweglichkeit. Nach drei Monaten bemerkt die Patientin eine Sensibilitätsstörung im Medianusbereich. Nach offener Karpalkanalspaltung völlige Remission.*

Fallbeispiel 2: *Ein 54jähriger Mann stürzt auf das linke Handgelenk. Die primäre perilunäre Luxation wird vom erstbehandelnden Arzt nicht erkannt. Das deutlich verdickte und schmerzhafte Handgelenk wird unter Annahme einer Distorsion mit einem Gipsverband ruhiggestellt. Nach vier Wochen liegt bereits ein ausgeprägtes Karpalkanalsyndrom vor, wodurch erst die schwere Verletzung erkannt wird. Die Verrenkung wird mit einer offenen Reposition behoben, und die Handwurzelknochen werden temporär transfixiert. Nach der Ruhigstellung für 10 Wochen Gipsabnahme und Physiotherapie. Letztendlich völlige Schmerzfreiheit, Rückkehr der Sensibilität im Medianusbereich, jedoch endlagige Bewegungseinschränkung.*

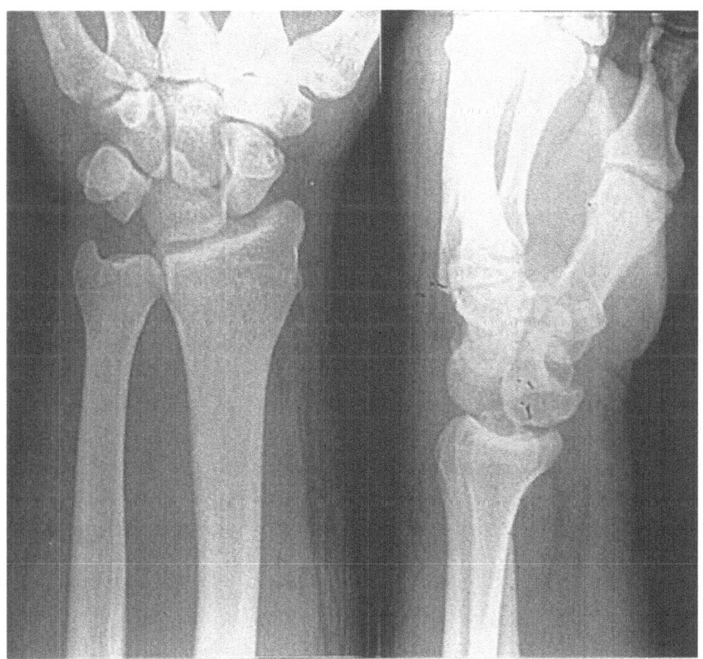

Abb. 4. Primäres Handgelenksröntgen im ap und seitlichen Strahlengang. Die perilunäre Verrenkung ist deutlich zu erkennen, wurde aber primär vom Erstbehandler nicht erkannt.

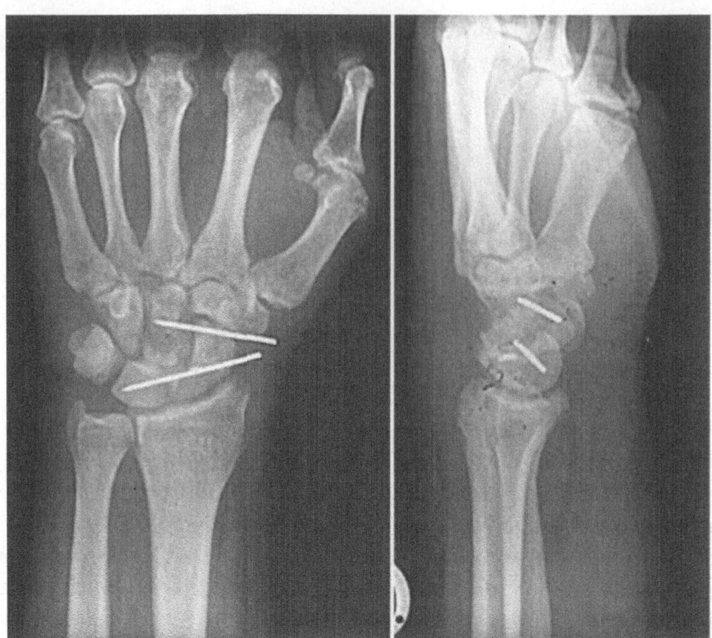

Abb. 5. Postoperatives Röntgen zeigt kongruente Gelenkverhältnisse. Die Verrenkung behoben. Das Kahnbein ist temporär mit Bohrdrähten an Mondbein und Kopfbein transfixiert. Der scaphoideolunäre Bandapparat ist mit einem Mitek Mikroanker refixiert.

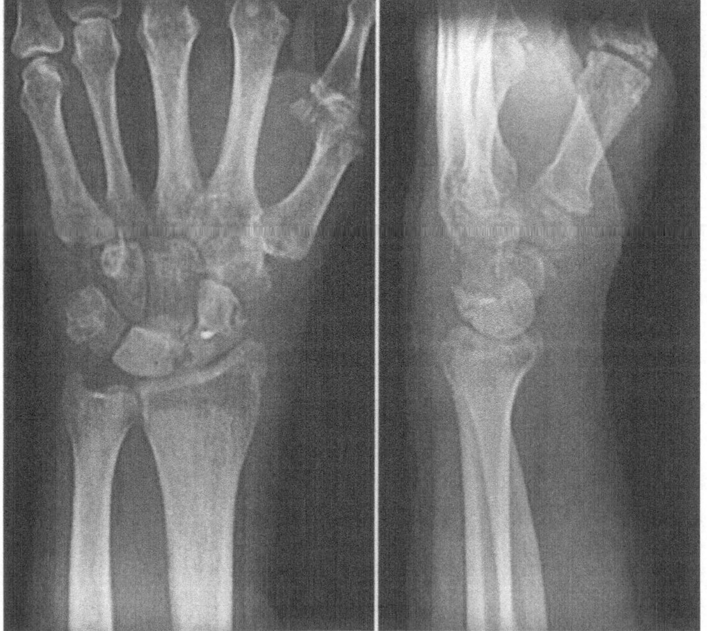

Abb. 6. Nach zehnwöchiger Ruhigstellung mäßiggradige Dystrophie der Handwurzelknochen. Keine scaphoideolunäre Dissoziation.

Diskussion

Das posttraumatische Karpaltunnelsyndrom ist nach genauer Erhebung der Anamnese und systematisierter klinischer, radiologischer und neurophysiologischer Untersuchung leicht zu diagnostizieren. Nur durch frühzeitige Diagnosestellung, ad-

Tabelle 6

Diskussion
- exakte klinische Untersuchung
- frühe Diagnose, sofortige Therapie
- exakte radiologische Abklärung, ev. MRT
- korrekte Reposition und Stabilisierung
- antiphlogistische Therapie

äquat eingeleitete Therapie, die nach erfolgter Reposition meistens eine offene Karpalkanalspaltung darstellt, kann ein gutes klinisches und funktionelles Ergebnis erzielt werden. Eine postoperative antiphlogistische Therapie hat sich beim posttraumatischen Karpaltunnelsyndrom oft bewährt.

Korrespondenz: Dr. Martin Leixnering, Unfallkrankenhaus Lorenz Böhler, Donaueschingenstraße 13, A-1200 Wien, Österreich. Tel. 0043-1-33 110.

Die rheumatische Hand

Daniela Stanek und *Heinrich Resch*

Schwellungen, Schmerzen der Fingergelenke und Behinderungen führen die Patienten zum Arzt. Solange trotz Deformierungen der Finger die Beschwerden fehlen, wird kaum ein Arzt konsultiert. Die Frage, die sich beim Erstkontakt mit dem Patienten stellt, ist die vordringlichste: Ist es Arthritis oder ist es Arthrose? Viele der Finger-Handgelenkserkrankungen oder Polyarthropathien können dabei auch häufig verwechselt werden. In der Folge werden die wichtigsten Arthropathien im Bereich der Hand besprochen, und es wird auf grundlegende klinische Unterscheidungsmerkmale aufmerksam gemacht.

Abkürzungen

ANA	Antinukleäre Antikörper	HS	Harnsäure
BB	Blutbild	IgM	Immunglobuline
BSG	Blutsenkungsgeschwindigkeit	MCP	Metakarpophalangealgelenke
CP	Chronische Polyarthritis	PIP	Proximale Interphalangialgelenke
CRP	C-reaktives Protein	PTH	Parathormon
DIP	Distale Interphalangialgelenke	RF	Rheumafaktor

Systematik

Je nach Ursache der „rheumatischen Hand" lassen sich 4 Gruppen unterscheiden:

1. Arthrose
2. Arthritis
3. Metabolische Osteopathie
4. Arthropathia climacterica

Vom klinischen Standpunkt aus müssen vorweg folgende Charakteristika ins Auge gefaßt werden und demnach grundsätzliche diagnostische und in der Folge therapeutische Unterscheidungen getroffen werden:

- Ruhe-/Bewegungsschmerz
- nächtl. Schmerzen
- Bewegungseinschränkung
- Wärme- oder Kälteempfinden
- Morgensteifigkeit
- Hypästhesie
- diagnost. Händedruck
- Kraft?
- Dauer der Beschwerden

ad 1. Arthrose
a) Heberden-Arthrose
b) Bouchard-Arthrose
c) Rhizarthrose

ad 2. Arthritis
a) Pfropfarthritis
b) Chronische Polyarthritis
c) Lupus erythematodes
d) Psoriasisarthritis
e) Reaktive Arthritis
f) andere Kollagenosen

ad 3. Metabolische Osteopathie
a) Morbus Sudeck
b) Hyperparathyreodismus
c) Gicht *(Arthritis urica)*
d) Pseudogicht (Chondrocalcinose)

ad 4. Artrhopathia climacteria

Die einzelnen Krankheitsbilder

Die „rheumatischen Hände" unterscheiden sich durch verschiedene Befallsmuster, nach Art, Lokalisation und bestimmten Begleitsymptomen. Diese können oft typisch sein und häufig eine klinische Diagnose auf den ersten Blick stellen lassen. Das Befallsmuster gibt schon einige Hinweise: z. B. Heberdenarthrosen: alle oder nur einige Fingerendgelenke.

Arthrosen
a) Heberdenarthrosen
b) Bouchardarthrosen
c) Rhizarthrosen

ad a) Heberden-Arthrosen: *Klinik:* Heberden-Arthrosen betreffen die Fingerendgelenke, die Streckseite der Fingerendgelenke ist knotenförmig aufgetrieben, die

Seitenregionen an den Fingerendgelenken sind verdickt. Es bestehen kaum Funktionsbehinderungen. *Röntgen:* diffuse periartikuläre Weichteilhyperplasie, starke Osteophytose, Gelenkknochenenden zeigen Wucherungsprozesse. *Labor:* RF negativ, BSG normal, HS normal.

ad b) Bouchard-Arthrosen: *Klinik:* Bouchard-Arthrosen betreffen einige Fingermittelgelenke, selten Funktionsbehinderung. *Röntgen:* diffuse epiphysäre Hyperplasie, periartikuläre Weichteilverdickung, geringe Osteophytose. *Labor:* RF negativ, BSG normal, HS normal.

ad c) Rhizarthrosen: *Klinik:* Rhizarthrosen finden sich meist am Daumengrundgelenk, ein- oder doppelseitig. Sie können auch mit einer anderen Fingergelenksarthrose kombiniert sein. Eine Rhizarthrose wird nicht selten mit einer Gicht verwechselt, tritt bei Frauen in der Menopause auf und geht mit deutlichen Funktionseinschränkungen einher. *Röntgen:* Die Grundglieder der Daumen sind leicht radial subluxiert, die Gelenksspalten aufgehoben. *Labor:* RF negativ, keine biochemischen Entzündungszeichen.

Arthritiden
a) Pfropfarthritis
b) Chron. Polyarthritis
c) Systemischer Lupus erythematodes
d) Psoriasisarthritis
e) Reaktive Arthritis

ad a) Pfropfarthritis: *Klinik:* Befallsmuster wie bei CP – zuerst Fingerpolyarthrose, später aufpfropfende Arthritis. Eine Pfropfarthritis ist eine Kombinationsarthropathie, bei der sich zur degenerativen Arthrose eine entzündliche Arthritis im Sinne einer CP aufpfropft. Die Erkennung dieser Form ist aus therapeutischen Gründen (Indikation zur Basistherapie!) von großer praktischer Bedeutung. Die Vorgeschichte sind nichtschmerzende oder auch schmerzende Fingerarthrosen, bei denen die CP-typischen, klinischen, laborchemischen und radiologischen Symptome fehlen. Tritt später eine chronische Polyarthritis hinzu, dann ändert sich der Charakter der Gelenksbeschwerden. Statt unregelmäßiger Schmerzattacken treten CP-typische Fingerversteifungen und -schwellungen auf. Schmerzen treten dann nicht nur an Fingergelenken, sondern auch an Handgelenken, Ellbögen und Schultergelenken auf. *Labor:* Rheumafaktor positiv, BSG beschleunigt, CRP positiv.

ad b) Chronische Polyarthritis: *Klinik:* Es findet sich ein typisches Befallsmuster, vornehmlich an MCP und PIP's. DIP's sind ausgespart. Weitere klinische Charakteristik entsprechend den ARA-Kriterien (siehe unten). *Röntgen:* Initial Weichteilzeichen, gelenksnahe Osteoporose, später Erosionen und Verschmälerung des Gelenksspaltes, Usuren und Zysten an der Grenze zwischen Knorpel und gelenknahem Knochenteil. Subluxationen, Knochendestruktionen und Dislokationen, Mutilationen und Ankylosen. *Labor:* BSG-Beschleunigung, α_2-Globulinvermehrung, Normochrome Anämie, Serum, Eisen vermindert, CRP positiv, RF bei

70–80% nachweisbar, aber auch seronegative Fälle, ANA- und Kollagen-Antikörper in prognostisch ungünstigeren Fällen nachweisbar. RA 33 bei 30–40% positiv. *Leitsymptome:* Chronisch verlaufende Gelenksschmerzen und -schwellungen, vorwiegend symmetrisch an den kleinen Gelenken der Hände, Morgensteifigkeit. Die Beschwerden können remittierend oder schubweise auftreten, weiters Störung des Allgemeinbefindens, Fieber, Gewichtsverlust möglich.

Diagnosekriterien (ARA):
1. Morgensteifigkeit von mind. 1 Stunde durch mind. 6 Wochen.
2. Arthritis von 3 oder mehreren Gelenksregionen durch mind. 6 Wochen.
3. Gelenksschwellung – Arthritis der MCP's , PIP's oder Handgelenke durch mind. 6 Wochen.
4. Symmetrische Gelenksschwellung durch mind. 6 Wochen.
5. Rheumaknoten.
6. Rheumafaktornachweis.
7. Radiologischer Nachweis von Erosionen oder gelenksnaher Osteopenie der betroffenen Gelenke.

Zur Diagnose einer *Chronischen Polyarthritis* müssen mindestens 4 Diagnosekriterien erfüllt sein.

Stadieneinteilung nach Steinbrocker:

1. Gelenksschwellung ohne Deformierung, im Röntgen leichte gelenksnahe Osteoporose.
2. Zusätzliche Bewegungseinschränkung, leichte Muskelathrophie, im Röntgenbild Usuren.
3. Gelenksdeformation (röntgenologisch Subluxation, Achsendeviation), starke Muskelatrophie, Arbeitsfähigkeit stark eingeschränkt.
4. Fibröse knöcherne Ankylose – zumindest 1 Gelenk.

ad c) Systemischer Lupus erythematodes: *Klinik:* Ist eine chronisch entzündliche, remittierende und exazerbierende, systemische Erkrankung. Athralgien oder Arthritis: Bei bis zu 90% der Patienten (Bewegungsschmerz, Druckschmerz, symmetrisch, Morgensteifigkeit mehr als 1 Stunde bei Gelenksschwellung), meist vom Frühstadium einer chron. Polyarthritis nicht zu unterscheiden. Typisch im weiteren Verlauf: Gelenksdeformationen sind möglich (Schwanenhalsdeformität, Ulnardeviation), jedoch röntgenologisch sind Erosionen selten. *Labor:* BSG gering bis mittelgradig erhöht, Hypalbuminämie, Hypergammaglobulinämie, Eisen gelegentlich vermindert, CRP normal bis leicht erhöht, bei Infektionen CRP stark erhöht, BB: normochrome, hypochrome oder hämolytische Anämie, Leukopenie mit Neutro- oder Lymphopenie, Thrombopenie. Verbrauch des Komplementsystems: ANA pos., Anti-ds-DNS-AK positiv.

ad d) Psoriasisarthritis: *Klinik:* Frauen und Männer sind etwa im gleichen Verhältnis davon befallen, bevorzugte Altersstufen 20.–40. Lebensjahr und die Prognose im allgemeinen besser als bei CP. Die Gelenkserscheinungen zeichnen sich durch ein besonderes Befallsmuster aus. Es sind im Gegensatz zur CP die Fingerendgelenke betroffen, aber auch strahlenförmig alle Gelenke. Die Beschwerden ähneln einer CP mit Morgensteifigkeit, akuter Beginn, Rezidivneigung und Gelenksergüssen. Röntgen: Typische Besonderheiten sind das Nebeneinander von osseären Destruktionen und Appositionen, Ileosakral: Arthritisnachweis, an der Wirbelsäule typische Syndesmophyten, weiters Verknöcherungen von Patellen, Trochanteren und am Calcaneus-Sehnenansatz. Labor: Rheumafaktoren fehlen, sind sie nachzuweisen, handelt es sich nicht um eine Psoriasisarthritis sondern um Psoriasis mit Athropathie. Rheumafaktor negativ, Waaler Rose: negativ, ANA negativ, BSG erhöht, Anämie, Leukozytose, Eisen im Serum erniedrigt, α_2-, α_1- und γ-Globuline erhöht, IgM erniedrigt, Harnsäure erhöht.

ad e) Reaktive Arthritis: *Klinik:* Tritt 2–6 Wochen nach der klinisch oft inapparenten Infektion in Form von einer Mono- oder Oligoarthritis der mittleren bis großen Gelenke auf, meist an den unteren Extremitäten, selten an den Händen (in Form von Wurstfingern). Befallsmuster strahlenförmig: Klinik wie bei Psoriasisarthritis. *Labor:* BSG beschleunigt, manchmal Leukozytose, RF negativ, HLA-B27 oft positiv, 2malige Titererhebung von Antikörper gegen Clamydien, Mykoplasmen, Yersinien, Shigellen, Salmonellen, Campylobakter, Borrelien. *Röntgen:* Meist nur Sehnenansatzverkalkungen, gelegentlich Sakroileitis und Syndesmophyten.

Metabolische Osteopathie
a) Morbus Sudeck
b) Hyperparathyreoidismus
c) Arthritis urica
d) Chondrocalcinose

ad a) Morbus Sudeck: *Klinik:* Hyperämie, ödematöse Schwellung, starke diffuse Schmerzen. **Stadium 1:** 2–12 Wochen nach dem auslösenden Trauma; äußert sich durch Schmerzen, Schwellung, meist livide Hautverfärbung. *Röntgen:* Diffuse, manchmal schon fleckige, gelenksnahe Osteoporose. **Stadium 2:** Schwellung geht zurück, Haut blaßt ab, im Röntgen werden erste dystrophische Veränderungen sichtbar, dauert 2–3 Monate. *Röntgen:* Ausgeprägte, fleckige Entkalkung, Grenzlamellenschwund, Usurierungen, Erosionen. **Stadium 3:** Dystrophe Veränderungen überwiegen, Haut und Muskulatur sind verschmächtigt, Gelenksbeweglichkeit vermindert. *Röntgen:* Diffuse Osteoporose mit glasartigem Knochen und Bälkchenvergröberung.

ad b) Hyperparathyreoidismus:
– *Primärer Hyperparathyreoidismus:* Nebenschilddrüsenadenom oder Hyperplasie. *Labor:* Kalzium erhöht, PTH erhöht.
– *Sekundärer Hyperparathyreoidismus:* Niereninsuffizienz oder Malabsorption. *Labor:* Kalzium erniedrigt, Phosphat erhöht, PTH erhöht. *Röntgen:* erosive Arthropathie mit subperiostalen Knochenresorptionszonen.
Bei sekundärem Hyperparathyreoidismus: Extraartikuläre Verkalkungen mit möglicher schmerzhafter entzündlicher Begleitreaktion.

ad c) Arthritis urica: *Klinik:* Klinische Leitsymptome sind eine akute, hoch-schmerzhafte Arthritis, häufig nachts oder in den frühen Morgenstunden auftretend, ausgeprägte Schwellung, Rötung, Überwärmung und hochgradige Druckdolenz, Monarthritis mit bevorzugter Lokalisation am Großzehengrundgelenk, Kniegelenk – Sprunggelenk – Mittelfußgelenk, selten obere Extremität betroffen, Ellbogen-, Hand- und Fingergelenke. *Labor:* Hyperurikämie, im Anfall HS-Werte vorübergehend im oberen Normbereich, im entzündlichen Schub BSG beschleunigt, Leukozytose, CRP erhöht, α_2-Globulin vermehrt. Harnsäureausscheidung im 24-Stunden-Harn bei purinfreier Kost über 600 mg. *Röntgen:* Veränderungen initial mit Ausnahme von Weichteilschwellungen fehlend, erst später sind durch Knochentophi zum Teil unregelmäßig begrenzte oder ausgestanzte Knochendefekte nachweisbar.

ad d) Chondrocalcinose, Pseudogicht: *Klinik:* betroffen sind Handwurzelgelenke, Ellbögen und MCP. Es handelt sich um eine Ablagerung von Pyrophosphatkristallen im Knorpel, häufig mit dem Bild einer akuten Gelenksentzündung oder rapid progredienter Arthrose. *Röntgen:* Im Faserknorpel finden sich diffuse Verkalkungen, fleckige Verdichtungsherde, vor allem in den Menisci der Kniegelenke, Anulus fibrosos acetabuli, Symphyse und den Zwischenwirbelscheiben, im hyalinen Knorpel findet sich eine dünne getüpfelte Linie parallel zur darunterliegenden Gelenksfläche, tophöse Veränderungen, die bei Gicht fehlen. *Labor:* Nachweis von Kalzium, Pyrophosphatkristallen in der Gelenksflüssigkeit ergibt die Diagnose: BSG, geringgradige Leukozytose, Erhöhung des CRP's möglich.

Arthropathia climacteria

In der prämenopausalen und menopausalen Phase kommt es häufig zu diffusen, mehr subjektiven Gelenksschwellungen, vor allem an den Händen, wobei weder laborchemisch noch röntgenologisch eine Entzündungsaktivität nachweisbar ist. Typisch ist, daß die Patienten mit einer Hormonersatztherapie plötzlich beschwerdefrei sind.

Differentialdiagnose

Jede dieser Finger-Hand-Arthropathien hat einen eigenen, mehr oder weniger typisch lokalisierten Gelenksbefall. Eine häufige Verwechslung ist jedoch bei z. B. Heberdenschen Arthrosen mit einer Psoriasisarthropathie wegen des Befalls der Fingerendgelenke, zumal auch bei der Psoriasisarthropathie die hinweisenden Psoriasiseffloreszenzen fehlen können. So können auch Bouchardsche Arthrosen entzündlich exazerbiert sein und somit als CP angesehen werden. Auch ein Karpaltunnelsyndrom mit einer Schwellung und Schmerzhaftigkeit des Handgelenks kann als CP-Erkrankung mißinterpretiert werden. Fingergicht wird sehr selten diagnostiziert. Die Gicht befällt die Fingergelenke weitaus seltener als die Fuß- und Zehengrundgelenke. Häufig werden die Heberden- und Bouchardschen Fingerpolyarthrosen, vor allem, wenn sie stark schmerzen und gerötet sind, mit einer

Gicht verwechselt. So kann auch die Rhizarthrose häufig mit einer Daumengicht verwechselt werden. Oft muß mit Geduld die Entwicklung der Laborparameter abgewartet werden, die dann einen Hinweis für die richtige diagnostische Entscheidung liefern.

Literatur

Leitich H, Adlassnig KP, Kolarz G (1991) Knowledge acquisition study and accuracy rate evalutation for cardiag-2/rheuma with 308 clinical cases. Med Informatics Europe Proceeding: 19–32.
Mathies H (ed) (1984) Leitfaden für Diagnose und Therapie rheumatischer Erkrankungen. Eular, Basel.
Müller W, Schilling F (eds) (1982) Differentialdiagnose rheumatischer Erkrankungen. Aesopus, Basel Wiesbaden.
Rheumatoid Arthritis. In: McCarty DJ (ed) (1989) Arthritis and Allied Conditions. Lea & Febiger, Philadelphia London, S 659–904.
Schilling F (1986) Arthritis und Spondylitis psoriatica. Steinkopf, Darmstadt.
Schattenkirchner M, Geröbner W (1989) Arthropathia urica. In: Fehr K, Miehle W, Schattenkirchner M, Tillman K (eds) Rheumatologie in Praxis und Klinik. Thieme, Stuttgart New York.
Wright V (ed) (1976) Osteoarthrosis. Clinics in Rheumatic Diseases 2: No 3.

Korrespondenz: Prim. Univ.-Doz. Dr. Heinrich Resch, OA Dr. Daniela Stanek, II. Medizinische Abteilung mit Rheumatologie und Gastroenterologie, Ludwig-Boltzmann-Institut für Altersforschung, Krankenhaus Barmherzige Schwestern, Stumpergasse 13, A-1060 Wien, Österreich. Fax: 0043-1-59988-4041.

Konservative Behandlung des Karpaltunnelsyndroms

Walter Bily, Christian Wiederer und *Helmut Kern*

Das KTS als häufigstes Nervenengpaßsyndrom gehört gleichzeitig zu den bestuntersuchten Erkrankungen des peripheren Nervensystems. Über 13 000 Publikationen allein in den letzten 3 Jahren unterstreichen die Wertigkeit dieses Krankheitsbildes für Kliniker und Wissenschafter. Im Vergleich dazu nimmt sich die Anzahl von über 800 Publikationen über die konservativen Therapiemöglichkeiten im selben Zeitraum fast bescheiden aus.

Die Entscheidung, welche Patienten einer konservativen Therapie zugeführt werden, und bei welchen eine Operation empfohlen wird, wird nach unterschiedlichen Kriterien getroffen.

Die Meinungen verschiedener Autoren reichen von sofortiger Operation bis zu routinemäßigen konservativen Behandlungsversuchen in allen Fällen [6, 19]. Diese Entscheidung hängt von der Schwere der klinischen Symptomatik und anderen Rahmenbedingungen wie Arbeitsbelastung, Begleiterkrankungen und nicht unwesentlich von der individuellen Belastung des Patienten durch das Kompressionssyndrom selbst ab, auch wenn keine neurologischen Ausfälle vorliegen.

Die Ursache für die uneinheitlichen Auffassungen verschiedener Arbeitsgruppen liegt darin, daß sich hinter der an sich klaren klinischen und neurophysiologischen Diagnose KTS unterschiedliche Subgruppen von Patienten verbergen, die einer differenzierten Therapie zugeführt werden müssen.

Konservative versus operative Behandlung bei KTS

Die Einleitung einer konservativen Therapie ist erst nach sorgfältiger Abklärung und nach Ausschluß anderer differentialdiagnostisch in Frage kommender Krankheitsbilder statthaft. Die Art der Behandlung richtet sich nach der Schwere der klinischen Symptome unter Berücksichtigung des neurophysiologischen Befundes, in speziellen Situationen nach dem zugrundeliegenden pathophysiologischen Prozeß.

Internistische Begleiterkrankungen, wie Hypothyreose mit Myxödem, Hyperthyreose, Hyper- oder Hypoparathyreoidismus, Akromegalie, Mukopolysaccharidose, Gicht, Pseudogicht, Amyloidose oder Diabetes mellitus mit Polyneuropathiesyndrom, müssen primär behandelt oder gut eingestellt werden werden, um das Behandlungsergebnis nach KTS-Therapie zu verbessern (siehe Tab. 1).

Tabelle 1. Internistische Begleiterkrankungen bei KTS

Behandlungsbedürftige internistische Begleiterkrankungen bei KTS
Hypothyreose mit Myxödem
Hyperthyreose
Hyper- oder Hypoparathyreoidismus
Akromegalie
Mukopolysaccharidosen
Gicht und Pseudogicht
Amyloidose
Diabetes mellitus mit Polyneuropathiesyndrom

Schwieriger ist das Vorgehen bei belastungsbedingten Synovitiden der Beugesehnen durch repetitive Tätigkeiten und daraus resultierendem KTS. Wenn die auslösende Ursache der Überbeanspruchung nicht dauerhaft beseitigt werden kann, sind die langfristigen Erfolge der konservativen, aber auch der operativen Therapie geringer. Deshalb stellt diese Patientengruppe den Arbeitsmediziner vor die große Herausforderung, durch Verringerung der Belastung eine Verbesserung der Therapieergebnisse zu unterstützen [10].

Ein erstmalig akut aufgetretenes KTS nach ungewohnter Belastung mit repetitiver oder langfristiger Faustschlußaktivität (Gartenarbeit, Hobbyhandwerk, Basteln, Malen, Tapezieren, etc.) sollte durch konservative Maßnahmen und Belastungsreduktion behandelt werden. Durch den Wegfall der Belastung wird ein Großteil der Patienten wieder beschwerdefrei.

Ein KTS in der Schwangerschaft oder nach der Geburt durch hormonell bedingte Flüssigkeitsretention im Karpalkanal ist praktisch nie operationsbedürftig, da es sich nach der Geburt oder nach dem Abstillen in der Regel vollständig rückbildet. Die Zeit bis dahin kann mit konservativen Maßnahmen gut überbrückt werden.

Außerdem sollte bei allen gering ausgeprägten Formen eines KTS mit lediglich subjektiven Beschwerden auf alle Fälle ein konservativer Behandlungsversuch gemacht werden (siehe Tab. 2). Erst bei Erfolglosigkeit einer konservativen Behandlung ist in diesen noch näher zu definierenden gering ausgeprägten Formen eines KTS eine operative Dekompression indiziert.

Tabelle 2. Konservative Therapie bei KTS

Schwangerschaft, postpartal
Belastungsbedingtes akutes KTS (akute Synovitis, Vibrationen)
Rezidiv nach KTS-Op
Ablehnung der Op durch Patienten
Überbrückung bis Op
Gering ausgeprägtes KTS (Kaplan et al. [7])

Welche Patienten können unter dem Begriff gering ausgeprägtes KTS subsumiert werden? Kaplan und Mitarbeiter [7] haben in ihrer Arbeit 5 Faktoren herausgefunden, die für die Vorhersage des Erfolges einer konservativen Behandlung von Bedeutung waren (siehe Tab. 3). Es sind dies: Alter über 50 Jahre, Krankheitsdauer länger als 10 Monate, permanente Parästhesien, *Tendovaginitis stenosans* und ein positiver Phalen-Test innerhalb von 30 Sekunden. Wenn keiner dieser Faktoren zutraf, konnten 2/3 aller Patienten durch konservative Therapie geheilt werden, wobei der Nachbeobachtungszeitraum durchschnittlich 15 Monate betrug. Traf ein Faktor zu, war eine konservative Behandlung nur in 40% erfolgreich, bei 2 Faktoren in 17%, bei 3 Faktoren nur mehr in 7%. Von den Patienten, auf die 4 oder 5 Faktoren zutrafen, konnte keiner durch konservative Behandlung geheilt werden. Alle anderen untersuchten Faktoren (Geschlecht, Händigkeit, Beidseitigkeit, Traumaanamnese, *rheumatoide Arthritis, Diabetes mellitus,* andere Kompressionssyndrome, Nachtschmerzen, Belastungsschmerzen, Schwäche, Thenaratrophie, Tinel-Hoffmann-Zeichen, 2-Punkt-Diskrimination) hatten keinen Einfluß auf das Therapieergebnis.

Tabelle 3. Prädiktive Faktoren einer konservativen Therapie bei KTS (nach Kaplan et al. [7])

Gering ausgeprägtes KTS, gute konservative Behandlungschance	Stark ausgeprägtes KTS, schlechte konservative Behandlungschance
Alter < 50	Alter > 50
KTS < 10 Monate	KTS > 10 Monate
Intermittierende Parästhesien	Permanente Parästhesien
Keine Tendovaginitis stenosans	Tendovaginitis stenosans
Phalen pos. > 30 Sekunden	Phalen pos. < 30 Sekunden

Wir beziehen in die Beurteilung der Chancen einer konservativen Behandlung auch noch die Bewertung des elektroneurographischen Befundes mit ein. Eine Verlängerung der distalen Latenz des *N. medianus* über 5,5 msec und/oder eine Verminderung der sensiblen Nervenleitgeschwindigkeit wird von uns als negativ prädiktiver Faktor für die Erfolgschance einer konservativen Behandlung gewertet. Bei einer distalen Latenz unter 5,5 msec und fehlenden objektiven neurologischen Ausfällen sollte unserer Erfahrung nach auf alle Fälle ein konservativer Behandlungsversuch in die Wege geleitet werden. Nur bei einer Erfolglosigkeit einer mindestens dreimonatigen konsequent durchgeführten konservativen Behandlung unter Ausschöpfung aller therapeutischen Möglichkeiten bleibt als Konsequenz die Operation.

Besteht ein chronisches KTS mit objektiven neurologischen Ausfällen oder starken Schmerzen und Parästhesien, so ist eine frühzeitige operative Dekompression die Therapie der Wahl. Insbesonders wenn der neurophysiologische Befund eine distale motorische Latenz von mehr als 5,5 msec und/oder eine Verminderung der sensiblen Nervenleitgeschwindigkeit des *N. medianus* aufweist, sind die mittel- und langfristigen Erfolgsaussichten einer konservativen Behandlung unserer Erfahrung nach gering. In diesen Fällen sollte eine zu lange Kompression des *N. medianus* vermieden und den Patienten zur frühzeitigen Operation geraten werden, da sonst kein gutes Langzeitergebnis mit völliger Restitution der sensiblen und motorischen Nervenfunktionen zu erwarten ist.

Tabelle 4. Operative Therapie bei KTS

Konservativ therapieresistentes KTS
Progredientes KTS
KTS länger als 1 Jahr
Perakutes KTS
Hochgradig ausgeprägtes KTS mit neurologischen Ausfällen

Patienten mit einem chronischen KTS, deren Schmerzen und Parästhesien länger als ein Jahr bestehen und die einen eindeutigen pathoneurophysiologischen Befund aufweisen, wird eine Operation angeraten, auch wenn sie keine objektivierbaren neurologischen Ausfälle aufweisen.

Konservative Behandlungsmethoden

Schienenbehandlung

Die Ruhigstellung des Handgelenks durch eine jederzeit abnehmbare, individuell angepaßte Schiene ist bei allen Patienten, die einer konservativen Therapie zugeführt werden, indiziert. Die konsequente Anwendung einer Schiene in Neutral- bis geringer funktioneller Extensionsstellung des Handgelenks, insbesonders während der Nacht, bringt gute kurz- und mittelfristige Erfolge [14]. Die Angaben über langfristige Erfolge sind sehr unterschiedlich und reichen von 11–14% [4] über 40% [2] bis zu 90% [1]. Oft können sich unter einer Schienenbehandlung die elektroneurographischen Werte verbessern bis normalisieren [1]. Bei der Verwendung von leichten thermoplastischen Schienen, die auch tagsüber getragen werden können, berichtet Kruger bei offensichtlich gering ausgeprägten Formen eines KTS, daß 67% der Patienten innerhalb eines Nachbeobachtungszeitraums von 17 Monaten symptomfrei wurden [9]. Die Werte der sensiblen Nervenleitgeschwindigkeiten zeigten ebenfalls Verbesserungen, während die Werte für die distalen Latenzen gleich blieben. Patienten mit einer Krankheitsdauer von mehr als 6 Monaten oder strukturellen Veränderungen des Handgelenks (z. B. nach Radiusfraktur l. t.) hatten schlechtere Ergebnisse.

Kaplan [7] behandelte 363 Hände von 260 Patienten mit Schienen und zusätzlich 65% der Patienten mit nichtsteroidalen Antirheumatika, 27% mit oralen Steroiden und 16% mit Kortikoid-Infiltration des Karpalkanals. Eine komplette Beschwerdefreiheit konnte er bei einem Nachbeobachtungszeitraum von 15 Monaten bei 18% der Patienten erzielen. Eine Besserung der Symptome trat bei 35% der Patienten ein. Die Patientengruppen, die auf eine konservative Behandlung weniger gut ansprachen, haben wir bereits oben beschrieben.

Zusätzliche physikalische Therapiemaßnahmen

Die konservativen physikalischen Therapiemaßnahmen zielen darauf ab, durch Entstauung eine Reduktion des Ödems im Karpalkanal zu bewirken und dadurch den Druck im Karpalkanal zu vermindern. Solange es sich um eine kurzfristig bestehende Druckerhöhung durch ein Begleitödem im Rahmen einer Tenosynovitis durch Überlastung oder durch eine lokale Reaktion handelt, ist ein konservatives Vorgehen sinnvoll.

Liegt bei längerdauerndem Krankheitsverlauf eine chronische strukturelle Veränderung im Sinne einer Fibrose vor, sind die Erfolgsaussichten einer konservativen Behandlung gering.

Während über Schienenbehandlung und Infiltrationstherapie eine größere Zahl von Untersuchungen vorliegt, finden sich zu anderen physikalischen Therapiemaßnahmen nur wenige Literatur-Daten. Bei akutem, belastungsbedingtem KTS wirken alle entstauenden Maßnahmen gut, wie manuelle Lymphdrainage, Streichmassagen nach proximal, Kryotherapie, Hochlagerung des betroffenen Armes und das von den Patienten oft selbst durchgeführte nächtliche Bewegen und „Ausschütteln" des Handgelenks. Zusätzlich können abschwellende Topfenwickel zur Anwendung kommen.

Unter den elektrotherapeutischen Maßnahmen konnte durch Quergalvanisation des Handgelenkes (Entstauung durch Elektroosmose) und durch Impulsgalvanisation (HWS/Handgelenk) nach einer Behandlungsserie von 12 bzw. 20 Einzelbehandlungen der Nachtschmerz der Patienten vermindert werden [11, 12]. Etwa gleiche Erfolge werden von derselben Arbeitsgruppe durch eine Serie von Ultraschallbehandlungen in Kombination mit Kurzwelle berichtet [12]. Die elektroneurographischen Parameter änderten sich dabei nicht. Unsere Erfahrungen sprechen jedoch gegen die Kombination von Ultraschall und Kurzwelle bei dieser Indikation. Eine additive Wirkung einer Infrarot-Laser-Therapie konnte in einer vorliegenden Doppelblind-Studie nicht nachgewiesen werden [20].

Weiters können alle konservativen KTS-Behandlungen durch die kurzfristige Gabe nichtsteroidaler Antirheumatika unter Berücksichtigung der Kontraindikationen unterstützt werden.

Korrektur der nächtlichen Schlafhaltung sowie Belastungsänderung in Sport, Freizeit und Beruf ergänzen das physikalische Programm. Besonders die nächtliche Schlafhaltung, mit maximaler Flexion oder Extension im Handgelenk, führt zur weiteren Einengung des Karpalkanales, so daß hier eine zusätzliche Spannung und Kompression des *Nervus medianus* provoziert wird (siehe auch Schienenversorgung). Wichtig dabei ist die Information des Patienten, durch entsprechende Lagerung in der Nacht Extrempositionen des Handgelenkes zu vermeiden.

Eine der wichtigsten therapeutischen und prophylaktisch konservativen Maßnahmen ist die Information über Belastungsänderung und Bewegungsänderung in Sport, Freizeit und Beruf. Es hat überhaupt keinen Sinn, konservative physikalische Maßnahmen ohne ergänzende Information des Patienten zur Belastungs- und Bewegungsänderung durchzuführen. Vor allem sind eine extreme Dorsalflexion im Handgelenk, z. B. beim Fahrradfahren, oder schwere körperliche Belastungen (Umgraben, Schaufeln, Holzarbeiten mit der Motorsäge u. ä.) zu vermeiden bzw. im Ausmaß pro Tag zu reduzieren. Die Stützarbeit beim Fahrradfahren darf nicht in übermäßiger Dorsalextension des Handgelenkes ausgeführt werden, sondern es sollte eine Neutralstellung bis leichte Dorsalextension des Handgelenkes bei verschiedenen Griffpositionen am Lenker erreicht werden.

Kortikoid-Infiltration des Karpalkanals

Der Zugang zur Infiltration erfolgt medial des *M. flexor carpi radialis* ca. 1 cm proximal der Querfalte des Handgelenks in leicht radialer Richtung unter das *Lig. carpi transversum.* Zur Überprüfung der korrekten Lage empfiehlt sich zuerst die Injektion eines Lokalanästhetikums. Wölbt sich das *Lig. carpi transversum* oder die Haut distal davon tastbar hervor und wird eine Anästhesie im Medianusversorgungsgebiet erzielt, so liegt die Kanüle richtig. Treten elektrische Parästhesien auf, so liegt die Kanüle im *N. medianus* und muß zurückgezogen und richtig plaziert werden. Bei korrekter Lage werden 2–3 mg Triamcinolon injiziert [16]. Als Nebenwirkung wird auch bei korrekter Injektionstechnik eine vorübergehende Schmerzzunahme durch den vermehrten Druck im Karpaltunnel beschrieben. Komplikationen treten nach unbeabsichtigter intraneuraler Injektion auf. Diese macht sich durch Zunahme der Schmerzen und Parästhesien innerhalb von 48 Stunden bemerkbar. Ursachen dafür können die Verletzung des *N. medianus* durch die Kanüle, die Zunahme des Drucks auf den Nerven durch das Korticosteroid im Epineurium oder die Neurotoxizität des Steroids sein [8].

Kasten und Louis [8] beschreiben eine Injektionstechnik, bei der die Kanüle von der radialen Seite des *Os pisiforme* in distal-dorsaler Richtung zur Mitte des Karpaltunnels vorgeschoben wird. Durch diese Methode soll das Risiko einer intraneuralen Injektion vermindert werden.

Als Kontraindikationen gegen die Infiltration sehen wir die Allergie auf das Kortikoid [18], die erhöhte Blutungsbereitschaft, anatomische Fehlstellungen und Zustandsbilder nach Frakturen mit Dislokation an.

Die Therapieerfolge der Infiltration liegen laut mehreren Autoren vor allem in der rasch einhergehenden Verbesserung unmittelbar nach der Injektion [3, 14, 15]. Neundörfer [15] beschreibt nach der Infiltration eine vorübergehende Besserung der Symptome, eine Zunahme der sensiblen Nervenleitgeschwindigkeiten sowie eine Verminderung der distalen Latenzen des *N. medianus* bei Patienten mit KTS. Die Arbeitsgruppe um Girlanda [3] beobachtete ihr Patientengut noch 2 Jahre nach der Infiltration. Bei 92% zeigt sich eine rasche Reduktion der Beschwerdesymptomatik. 50% dieser Patienten gaben nach 6 Monaten eine neuerliche Verschlechterung der KTS-Symptome an, nach 18 Monaten klagten 90% wieder über Schmerzen. Insgesamt gaben noch 8% des gesamten Patientenkollektivs 2 Jahre nach der Infiltration eine Abnahme der KTS-Beschwerden an. Diese Ergebnisse entsprechen ungefähr den Rückfallquoten anderer Autoren, die bei durchschnittlich 80% nach 8 Monaten [2] und 48–80% nach einem Jahr [17] liegen.

Gleichzeitig liegen auch kritische Berichte vor, die keine Verbesserung durch eine Infiltrationstherapie beschreiben [5], über Komplikationen berichten [8, 18] oder eine Verschlechterung der lokalen Situation befürchten [13].

Auf Grund dieser divergierenden Ergebnisse wird die Infiltration des KTS an unserer Abteilung selten durchgeführt. Als Indikation für eine Infiltration sehen wir ein therapieresistentes KTS bei strikter Ablehnung einer Operation durch den Patienten.

Zusammenfassung

In der konservativen Therapie des KTS kommen medikamentöse und physikalische Therapiemaßnahmen zum Einsatz. Indikationen zur konservativen Therapie sind ein KTS in der Schwangerschaft und postpartal. Bei gering ausgeprägtem KTS mit einer Anamnesedauer unter einem Jahr, einem Alter unter 50 Jahren, inkonstantenten Parästhesien, ohne Tenosynovitis, einem positiven Phalen-Test erst nach mehr als 30 Sekunden und unserer Erfahrung nach auch bei einer distalen Latenz des *N. medianus* unter 5,5 msec sollte bei fehlenden neurologischen Ausfällen auf alle Fälle ein konservativer Therapieversuch gemacht werden.

Die therapeutischen Maßnahmen umfassen Schienenversorgung, Elektrotherapie, Ultraschallbehandlung, Infiltration des Karpalkanals mit einem Kortikoid, sowie die kurzfristige Verordnung von nichtsteroidalen Antirheumatika.

Bei Therapieresistenz oder Zunahme der subjektiven Beschwerden ist eine operative Dekompression unumgänglich. Eine frühzeitige Operation ist bei hochgradig ausgeprägten Formen eines KTS mit starken Schmerzen oder neurologischen Ausfällen anzuraten.

Literatur

[1] Campbell EDR (1962) The carpal tunnel syndrome: Investigation and assessment of treatment. Proc R Soc Med 55: 401–405.

[2] Crow RS (1960) Treatment of carpal tunnel syndrome. Br Med J 1: 1611–1615.

[3] Girlanda P, Dattola R, Venuto Ch, Mangiapane R, Nicolosi C, Messina C (1993) Local steroid treatment in idiopathic carpal tunnel syndrome: Short- and long-term efficacy. J Neurol 240: 187–190.

[4] Goodman HV, Gilliat RW (1961) Effect of treatment on median nerve conduction in patients with the carpal tunnel syndrome. Ann Phys Med 6: 137–155.

[5] Greenhouse AH (1981) The carpal tunnel syndrome in neurologic practice. Nebr M J 66: 75–76.

[6] Johnson EW (1995) Should immediate surgery be done for carpal tunnel syndrome? – No! Muscle Nerve 18: 658–659.

[7] Kaplan SJ, Glickel SZ, Eaton RG (1990) Predictive factors in the non-surgical treatment of carpal tunnel syndrome. J Hand Surg (Br) 15B: 106–108.

[8] Kasten SJ, Louis D (1996) Carpal tunnel syndrome: A case of median nerve injection injury and a safe and effective method for injecting the carpal tunnel. J Fam Pract 43: 79–82.

[9] Kruger VL, Kraft GH, Deitz JC, Ameis A, Polissar L (1991) Carpal tunnel syndrome: Objective measures and splint use. Arch Phys Med Rehabil 72: 517–520.

[10] Kulick RG (1996) Carpal tunnel syndrome. Orthop Clin 27(2): 345–354.

[11] Mayr H, Ammer K (1988) Konstante Galvanisation als Therapiemöglichkeit beim Karpaltunnelsyndrom. Z Phys Med Baln Med Klim 17: 288–289.

[12] Mayr H, Ammer K (1994) Impulsgalvanisation und Ultraschall zur Therapie des Karpaltunnelsyndroms. Österr Z Phys Med 3: 95–99.

[13] Mumenthaler M (ed.) (1982) Der Schulter-Arm-Schmerz. Leitfaden für die Praxis. Huber, Bern Stuttgart Wien.

[14] Mumenthaler M, Schliak H (1993) Läsionen peripherer Nerven. Thieme, Stuttgart.

[15] Neundörfer B, Jaspert A, Grehl H (1993) Nerve entrapment syndromes: Non-surgical treatment and postoperative care. J Phys Med Rehabil 3(2): 60–68.

[16] Phalen GS (1972) The carpal-tunnel syndrome. Clinical evaluation of 598 hands. Clin Orthop 83: 29–40.

[17] Tackmann W, Richter HP, Stöhr M (1989) Kompressionssyndome peripherer Nerven. Springer, Berlin Heidelberg New York.

[18] Tavares SP, Giddins GEB (1996) Nerve injury following steroid injection for carpal tunnel syndrome. J Hand Surg (Br) 21 B (2): 208–209.
[19] Wilson JR, Sumner AJ (1995) Immediate surgery is the treatment of choice for carpal tunnel syndrome. Muscle Nerve 18: 660–662.
[20] Ysla R, McAuley R (1985) Effects of low power infra-red laser stimulation on carpal tunnel syndrome: A double-blind study. Arch Phys Med Rehabil 66: 577.

Korrespondenz: Dr. Walter Bily, Dr. Christian Wiederer, Prim. Univ.-Doz. DDr. Helmut Kern, Institut für Physikalische Medizin, Wilhelminenspital, Montleartstraße 37, A-1160 Wien, Österreich. Fax: 0043-1-49150-3408. E-Mail: walter.bily@phys.wil.magwien.gv.at

Möglichkeiten der Ergotherapie bei der Behandlung des Karpaltunnelsyndroms

Monika Zettel-Tomenendal und *Karin Holzer*

Es wird nachfolgend ein Überblick über die ergotherapeutischen Behandlungsmöglichkeiten in der konservativen und postoperativen Versorgung des Karpaltunnelsyndroms gegeben. Bei entsprechender Indikationsstellung ist durch eine gezielte ergotherapeutische Behandlung im ersten Fall eine Verbesserung der Kompressionssymptome zu erreichen, im zweiten Fall ein möglichst komplikationsfreier Heilungsverlauf mit nachfolgender Restitutio.

Konservativer Bereich

Indikationsstellungen, die es sinnvoll erscheinen lassen, ergotherapeutisch tätig zu werden, sind:

1. Zeitlich begrenzte Ereignisse, die zu einer vorübergehenden Verengung des Karpaltunnels führen (z. B. Gravidität).
2. Falls keine Operation möglich ist (z. B. aufgrund hohen Alters) bzw. wenn der Patient eine Operation ablehnt.
3. Bei starken Beschwerden, um die Zeit bis zu einem geplanten operativen Eingriff zu überbrücken.
4. Bei geringen Beschwerden, die durch entsprechende Schienenbehandlung in vielen Fällen gebessert werden können.

Als Therapiemittel werden einerseits Schienen eingesetzt und andererseits dem Patienten Instruktionen bezüglich entlastender Arbeitstechniken vermittelt.

Schienenbehandlung

Ziel der *Schienentherapie* ist insbesondere die Verhinderung der das Karpaltunnel verengenden Handgelenksflexion. Das am häufigsten eingesetzte Schienenmodell ist die volare statische Handgelenksschiene aus thermoplastischem Material (Abb. 1). Das Handgelenk wird in einer Stellung zwischen 0° bis maximal 20° Dorsalextension gelagert.

Bezüglich der Handgelenksstellung differieren die Angaben einzelner Autoren. So empfiehlt z. B. Baxter-Petralin eine Schienung in 20° Dorsalextension [1], Burke kommt in seiner Studie zum Ergebnis, daß eine Ruhigstellung in 0-Stellung die besten Ergebnisse bringt [3].

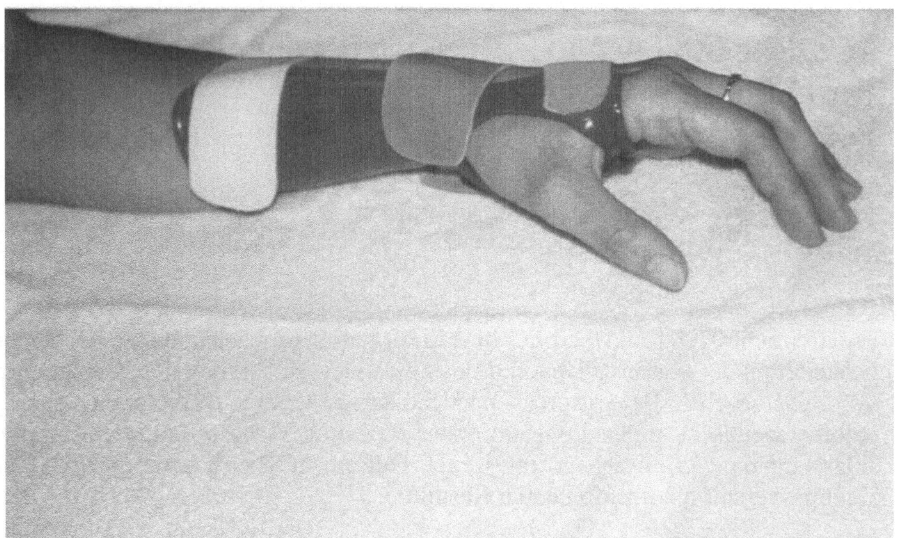

Abb. 1. Volare statische Handgelenksschiene.

Wir empfehlen, bei der Anpassung der Handgelenksstellung nahe der 0-Stellung zu verbleiben, dabei jedoch das subjektive Wohlbefinden des Patienten mitzuberücksichtigen. Langfinger und Daumen bleiben in jedem Fall frei.

Zur Herstellung der Schiene wird thermoplastisches Material verwendet. Die Schiene ist dadurch leichtgewichtig und pflegeleicht.

Eine alternative Möglichkeit ist die Anpassung einer dorsalen Handgelenksschiene (Abb. 2). Dadurch bleiben die sensiblen Qualitäten des volaren Unterarms und Handgelenks erhalten, was v. a. beim Tragen während des Tages ein höheres Maß an Funktionalität und Komfort bedeutet.

Primär wird die Schiene während der Nacht getragen. Sollte dadurch keine ausreichende Besserung des Beschwerdebildes erzielt werden, empfehlen wir, die Schiene auch tagsüber zu verwenden. Somit ist das Karpaltunnel auch in Funktion entlastet.

Mögliche Alternativen zu der vorgestellten Handgelenksschiene sind individuell angepaßte Handgelenksledermanschetten.

Eine Besonderheit im Rahmen der Schienenversorgung stellt die Handgelenksschiene mit Scharnier (vgl. [2]) dar. Sie schaltet die das Karpaltunnel verengenden Bewegungen in der Sagittalebene aus, während Radial- und Ulnarduktion möglich sind (Abb. 3). Indiziert ist diese Schiene bei Patienten, die diese Bewegungs-

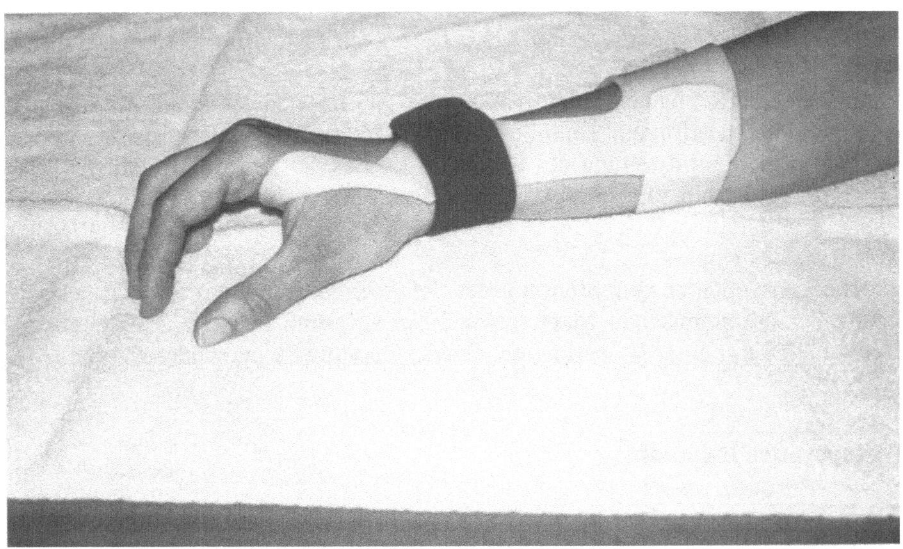

Abb. 2. Dorsale statische Handgelenksschiene mit Unterarmfensterung.

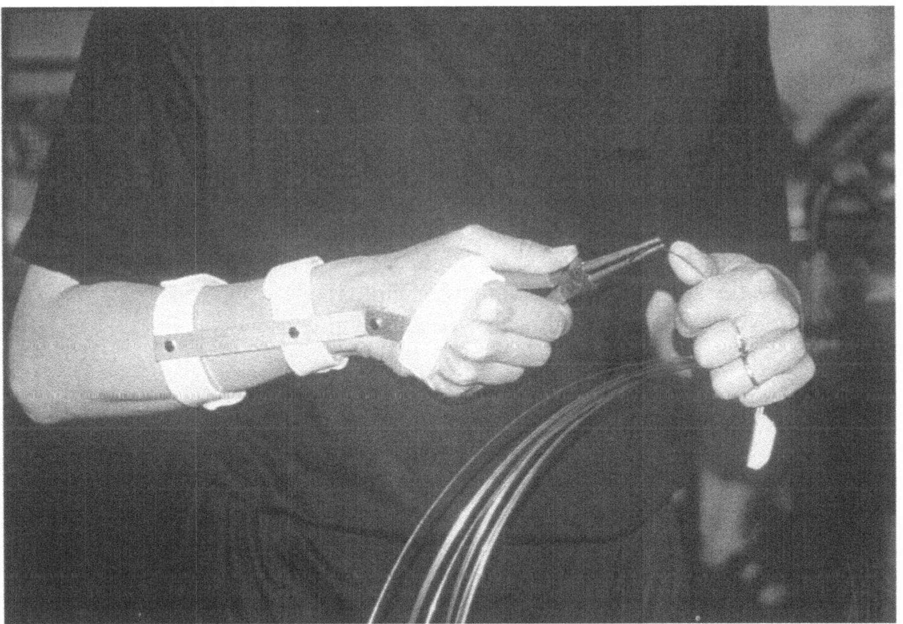

Abb. 3. Handgelenksschiene mit Scharnier.

möglichkeit zur Ausübung ihrer beruflichen Tätigkeit benötigen, um die Arbeitsfähigkeit des Patienten zu erhalten.

Instruktion bezüglich entlastender Arbeitstechniken

Ergänzend zur Schienentherapie sollte eine *Beratung hinsichtlich entlastender Arbeitstechniken* erfolgen. Zentrales Anliegen ist die Durchführung von Alltagsaktivitäten in Neutralstellung des Handgelenks, das Abstützen bzw. Ablagern des Unterarms bei manuellen Tätigkeiten sowie die Vermeidung von Druck auf die Hände in endgradiger Extension des Handgelenks (z. B. Stütz auf die Handflächen, Abstützen des Kopfes, etc.).

Bei konsequenter Durchführung der Schienenbehandlung sowie Berücksichtigung der ergonomischen Maßnahmen kann aufgrund unserer Beobachtung in vielen Fällen mit einer Besserung der Drucksymptomatik gerechnet werden.

Postoperative Behandlung

Die meisten Patienten benötigen in der Regel keine postoperative Therapie. Wünschenswert wäre jedoch in jedem Fall eine einmalige Anleitung, in der der Patient bezüglich Heimübungsprogramm und Narbenpflege instruiert wird. Bei Komplikationen oder verzögertem Verlauf, insbesonders bei Verdacht auf Anzeichen einer sympathischen Reflexdystrophie, bei Bewegungseinschränkungen, bei persistierenden Schmerzen sowie bei starker Thenaratrophie sollte 2- bis 3mal wöchentlich ergotherapeutisch behandelt werden.

Zentrale Inhalte der postoperativen Ergotherapie sind:

1. Ödemprophylaxe; diesbezüglich wird der Patient unmittelbar postoperativ instruiert.
2. Funktionstraining.
3. Narbenbehandlung.
4. Instruktion bezüglich Stimulation der Sensibilität.
5. Instruktion bezüglich ergonomischer Arbeitstechniken.

Funktionstraining

Primärer Schwerpunkt des *Funktionstrainings* (beginnend etwa am 3. bis 7. postoperativen Tag) ist das sogenannte Nervengleitprogramm (vgl. [4]). Es handelt sich dabei um eine Übungsreihe, bei der die Hand aus einer „Mittelstellung des Unterarms-Fingerflexion-Daumenadduktion" in eine „Supination-Handgelenks- und Fingerextension-Radialabduktion des Daumens" geführt wird. Die Übungen sollen 5mal täglich mit jeweils fünf Wiederholungen durchgeführt werden. Ziel dieser Übungsfolge ist es, die Gleitfähigkeit des *Nervus medianus* im Karpaltunnel zu erhalten bzw. zu verbessern. Ergänzend werden individuell abgestimmte Übungen zum Training der Sehnengleitfähigkeit und der Gelenksbeweglichkeit durchgeführt. Im weiteren Behandlungsverlauf erfolgt eine Steigerung der Belastung durch gezieltes Krafttraining.

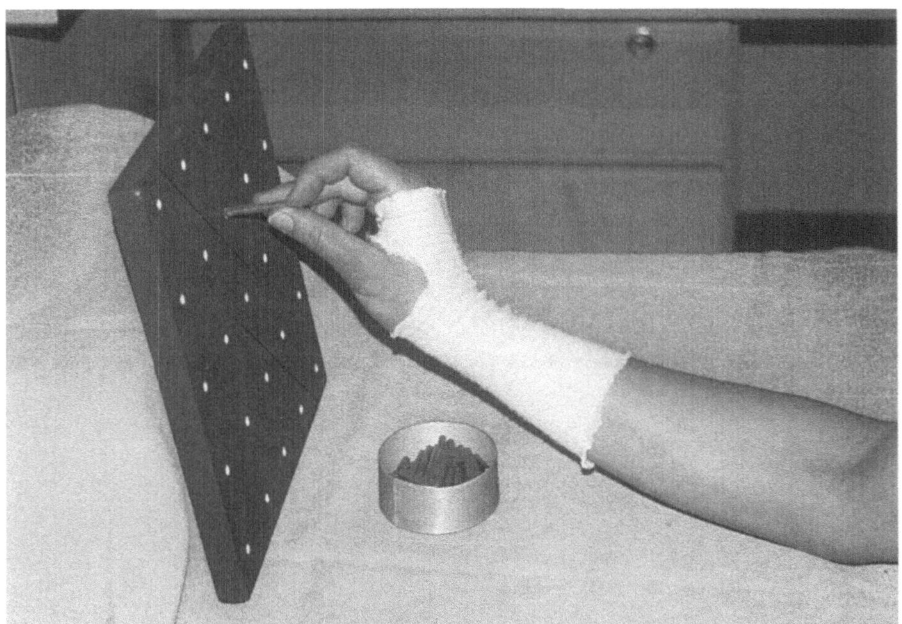

Abb. 4. Steckbrett zum Training von Handgelenks- und Fingerfunktion.

Merkmal der Ergotherapie ist es, das gezielte Training dieser Einzelfunktionen in komplexe, möglichst alltagsnahe Bewegungsabläufe zu integrieren. Als Therapiemittel werden sowohl therapeutische Spiele (Abb. 4) als auch künstlerisch-handwerkliche Aktivitäten (Abb. 5) und Alltagsaktivitäten eingesetzt.

Narbenbehandlung

Eine gezielte *Narbenbehandlung* gewährleistet die Ausbildung einer störungsfreien Narbe. Bewährt hat sich die Auflage von Gel Sheets mit angepaßtem Druck während der Nacht. Regelmäßige Narbenmassage fördert die Verschieblichkeit der Narbe. Bei entsprechender Anleitung kann diese vom Patienten selbst durchgeführt werden. Ergänzt wird diese Behandlung durch das Auftragen von Narbensalben und die Anwendung von Ultraschall.

Sensibilitätstraining

Um die *Sensibilität* im Versorgungsgebiet des *Nervus medianus* zu verbessern, sollte der Patient hinsichtlich der Stimulierung der entsprechenden Hautareale im Alltag instruiert werden. Wichtig ist das häufige und bewußte Ergreifen von Materialien und Gegenständen unterschiedlicher Form und Oberflächenbeschaffenheit bzw. das Setzen von Hautreizen, z. B. durch Linsenbäder.

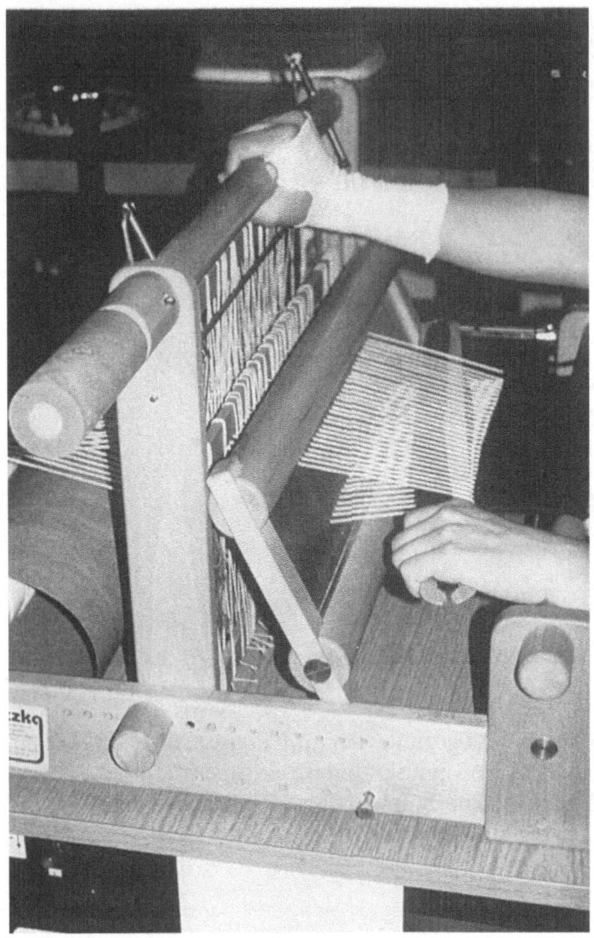

Abb. 5. Funktionstraining am Therapiewebstuhl.

Instruktion bezüglich entlastender Arbeitstechniken

Die *Instruktion bezüglich ergonomischer Arbeitstechniken* umfaßt im wesentlichen die gleichen Inhalte, die bereits im Abschnitt „konservative Behandlung" abgehandelt wurden.

Bei konsequenter Durchführung der dargestellten Therapieschwerpunkte ist auch bei Patienten mit nicht komplikationsfreiem Verlauf ein zufriedenstellendes Behandlungsergebnis zu erwarten.

Literatur

[1] Baxter-Petralin P (1990) Therapist's management of carpal tunnel syndrome. In: Hunter, Schneider, Mackin, Callahan (eds.) Rehabilitation of the Hand: Surgery and Therapy. Mosby, St. Louis.

[2] Beck-Föhn M (1988) Das CTS – ein Arbeitsschaden? (Manuelle Medizin). Springer, Berlin Heidelberg New York.
[3] Burke D, Burke M, et al. (1994) Splinting for carpal tunnel syndrome: In search of the optimal angle. Arch Phys Med Rehabil 75: 321–326.
[4] Waldner-Nilsson B (Hrsg.) (1997) Ergotherapie in der Handrehabilitation. Springer, Berlin Heidelberg New York.

Korrespondenz: Dipl.-Ergotherapeutin Monika Zettel-Tomenendal, Akademie für Ergotherapie, Allgemeines Krankenhaus der Stadt Wien, Lazarettgasse 14, A-1090 Wien, Österreich. Fax: 0043-1-40400-7864.

Morphologische Befunde beim Karpaltunnelsyndrom

Hanno Millesi

Anatomische Voraussetzungen

Über den Bau des Karpalkanales wurde viel geschrieben. Wenig hervorgehoben wurde die Tatsache, daß der *N. medianus* selbst in einem synovialen Kanal liegt, der vom Innenraum des Karpalkanales ebenso abgetrennt ist wie die synoviale Auskleidung der Fingerbeugesehnen und getrennt davon die synoviale Auskleidung des *Flexor pollicis longus*. Darüber hinaus besteht eine parietale Auskleidung der Wand des Karpalkanales. In seiner synovialen Auskleidung gleitet der *N. medianus*. Die Schichten dieser synovialen Auskleidung gehen fugenlos in das Paraneurium und das Epineurium des Nervs über. Die mikrochirurgische Präparation hat gezeigt, daß man hier bis sieben Schichten präparatorisch unterscheiden kann.

Morphologische Befunde

Die Auswertung einer Serie von Operationsberichten im Rahmen der chirurgischen Behandlung des Karpaltunnelsyndroms läßt folgende morphologischen Befunde unterscheiden:

1. Kein faßbarer makroskopischer morphologischer Befund.
2. Es findet sich eine *leichte Delle,* die sich nach Öffnung der Blutsperre sofort ausgleicht.
3. Es findet sich eine leichte Delle mit *verzögerter Revaskularisierung* im eingeengten Bereich, die sich relativ rasch ausgleicht.
4. Es findet sich eine Delle mit beträchtlich *verzögerter Ausgleichung,* es besteht eine verzögerte Revaskularisierung, und nach der Revaskularisierung bleibt ein Farbunterschied gegenüber den angrenzenden normalen Segmenten zurück. Es besteht eine leichte Fibrose.

5. Es besteht eine bleibende Delle mit *beträchtlicher Fibrose.* Innerhalb eines vernünftigen Zeitraumes während der Operation erfolgt kein Ausgleich. Die Revaskularisierung erfolgt verzögert, und es bleibt eine Anfärbung im eingeengten Bereich zurück. In diesen Fällen findet man häufig eine proximale Verdickung, die auf einen Stau des Axoplasmaflusses zurückzuführen ist.
6. Proximal oder distal der Kompressionsstelle findet sich eine beträchtliche Fibrose, die vorwiegend die synoviale Auskleidung und das Paraneurium umfaßt. Diese Schichten lassen sich nicht mehr voneinander unterscheiden. Es kommt zu einer *Schrumpfung dieser Schichten.* Der Nerv wird dadurch relativ zu lang und verläuft geschlängelt.
7. Proximal oder distal der Einengung findet sich eine Fibrose, die sowohl die synoviale Auskleidung wie das Paraneurium und das epifaszikuläre Epineurium umfaßt. Diese Schichten lassen sich nicht mehr voneinander unterscheiden und zeigen eine *Schrumpfung.* Dadurch werden die Faszikel zu lang und zeigen eine Schlängelung (meanderförmige Deformität).

Während die Veränderungen im Sinne von 2. bis 5. in erster Linie auf die Kompression des Nervs zurückgehen, sind die Veränderungen im Sinne von 6. und 7. auf die verlorene Gleitfunktion des Nervs innerhalb des Karpalkanales zurückzuführen. Bei diesen Veränderungen kann man beobachten, daß der Nerv entweder eher in die Hohlhand verzogen ist und nicht mehr zurück kann, so daß die jeweilige Schlängelung im distalen Bereich des Karpalkanales vorliegt, oder daß der Nerv nicht in den Karpalkanal eintreten kann. In diesem Fall findet man die Schlängelung im proximalen Bereich. In beiden Fällen führt die mit dem Verlust der Gleitfähigkeit verbundene Dehnung zu einer Verdünnung des Nervs im Bereich der Einengung, die zur Verdünnung durch die Kompression dazukommt.

Therapeutische Konsequenzen

Die unter 1. bis 4. genannten intraoperativen Befunde bedürfen keiner Maßnahme am Nerv. Die einfache Dekompression des Karpalkanales durch die Spaltung des *Retinaculum flexorum* und aller anderen einengenden Strukturen wird zu einer entscheidenden Besserung der Symptomatik führen.
    Offen bleibt die Frage, ob bei den unter 5., 6. und 7. genannten Veränderungen die einfache Dekompression alleine ausreicht. Es erhebt sich die Frage, ob in diesen Fällen eine Dekompression des eigentlichen Nervengewebes nur durch eine Paraneuriotomie bzw. Epineuriotomie erreicht werden kann. Den Ausdruck „intraneurale Neurolyse" vermeide ich bewußt, weil unter diesem Wort verschiedene Verfahren subsumiert werden und die einzelnen Autoren Verschiedenes darunter verstehen. Hier, im Zusammenhang mit dem Karpaltunnelsyndrom, geht es lediglich darum, ob das Paraneurium bzw. das Epineurium gespalten werden soll, bzw. ob es zu einer Entfernung dieses Gewebes im Sinne einer Paraneuriektomie oder Epineuriektomie kommen soll.

Diskussion

Es steht außer Zweifel, daß die Symptome des Karpaltunnelsyndroms durch eine Druckerhöhung im Karpalkanal zustandekommen [5, 9]; darüber hinaus gibt es genügend Argumente, daß auch eine Irritation durch Traktion in der Pathogenese eine Rolle spielt, die durch die Aufhebung der Längsverschieblichkeit des Nervs zustande kommt.

Druckeinwirkungen auf einen Nerv führen zu Symptomen wie Parästhesien, Schmerz, Anästhesie und auch Paralyse der betroffenen Muskeln, die bei relativ geringer Einwirkungsdauer und unter einer Schwelle in kurzer Zeit reversibel sind. Man denke nur an das „Einschlafen" von Gliedmaßen.

Auch beim Karpaltunnelsyndrom gibt es alle Grade dieser Symptome, sie können nur fallweise auftreten, sie können fallweise auftreten und wieder vollkommen verschwinden, sie können anhalten und verschiedene Schweregrade aufweisen, und sie können auch dann sich wieder zurückbilden. Besonders charakteristisch sind die nächtlichen Schmerzattacken. Der Verlauf ist daher wechselnd und keineswegs linear progredient. Von dieser Überlegung sind naturgemäß Fälle auszunehmen, bei denen die Druckerhöhung im Karpalkanal durch einen raumfordernden Prozeß zustande kommt.

Dementsprechend wird eine konservative Therapie, sei es durch Schienung zur Ruhigstellung und Entschwellung, sei es durch Injektionen von Steroiden, immer wieder zu einer bleibenden Symptomfreiheit führen. Dementsprechend war auch schon von jeher die einfache Spaltung des *Retinaculum flexorum* in der überwiegenden Mehrzahl der Fälle von der Zurückbildung der Hauptbeschwerden (Schmerzattacken, Parästhesien) gefolgt. Komplizierter ist die Situation, wenn bereits echte Sensibilitätsstörungen bzw. eine Muskelatrophie vorliegen. Hier weiß man, daß sich ab einer gewissen Schwere die elektrophysiologischen Veränderungen wohl bessern, aber nicht vollständig zurückbilden. Wenn man nun die Ergebnisse betrachtet, die im Laufe der letzten Jahrzehnte publiziert worden sind, so ergibt sich ein deutlicher Unterschied in dem Prozentsatz, in dem Beschwerdefreiheit erzielt wurde, nach der Schwere der Läsion. Reitz und Önne [11] konnten bei minimalen bzw. moderaten Veränderungen in 100% der Fälle eine Besserung erreichen, bei schweren Veränderungen nur in 50%. Kulick et al. [7] konnten bei minimalen bzw. moderaten Veränderungen in 85% der Fälle Beschwerdefreiheit und in schweren Fällen nur in 35% der Fälle Beschwerdefreiheit erzielen. Gelbermann et al. [6] erzielten Beschwerdefreiheit in 62% der Fälle.

Die Einführung der endoskopischen Durchtrennung des *Retinaculum flexorum* ermöglichte es, das *Retinaculum flexorum* bei minimaler Invasivität zu durchtrennen. Die Hauptverfechter der verschiedenen Methoden der endoskopischen Karpaltunnelspaltung [2, 4] konnten in nahezu 100, jedenfalls weit über 90% bleibende Beschwerdefreiheit erzielen. Es erhebt sich die Frage, ob die endoskopischen Eingriffe nicht nur so schonend sind, daß die Patienten früher wieder arbeitsfähig werden und früher die präoperative Kraft erreichen, sondern daß die Ergebnisse dadurch entscheidend verbessert werden. Die Alternative zu dieser Überlegung wäre, daß die genannten Autoren nur milde bzw. moderate Formen mit dieser Methode operieren und die schweren Fälle für die offene Durchtrennung ausscheiden. Tatsache ist, daß alle Autoren erwähnen, daß sie die endoskopische Durchtrennung nur dann für angezeigt halten, wenn man keine Maßnahmen am *N. medianus* selbst und keine Maßnahme an der Synovia der Beugesehnen erwarten muß. Man kann daher den Schluß ziehen, daß durch die endoskopischen Methoden keine entscheidende Verbesserung bei den schwierigeren Fällen erzielt wurde.

Dafür spricht auch, daß Agee [1] nur in 75% der Fälle Beschwerdefreiheit erzielt. Dies stimmt relativ gut mit der Arbeit von Lee et al. [7] überein, die zwar nicht endoskopisch arbeiten, aber doch mit ihrer Methode die Freilegung auf ein Minimum beschränkt haben. Auch diese Autoren haben nur in 72% Beschwerdefreiheit erzielt. Von entscheidender Bedeutung in diesem Zusammenhang scheint die Untersuchung von Palmer et al. [10] zu sein, die die offene Durchtrennung, die Methode nach Agee und die Methode nach Chow verglichen haben. Bei allen drei Methoden bleibt ein relativ hoher Prozentsatz übrig (zwischen 12 und 25%), bei denen die Nachtschmerzen nicht behoben werden konnten. Man kann also daraus den Schluß ziehen, daß bei weniger strikter Auswahl bei der einfachen Durchtrennung, sei es offen oder endoskopisch, ein nicht geringer Prozentsatz an Fällen übrig bleibt, bei denen offenbar die Veränderungen am Nerv so weit fortgeschritten sind, daß sie durch die einfache Durchtrennung alleine nicht entscheidend gebessert werden können. Man muß dabei allerdings bedenken, daß auch bei Vorliegen von Veränderungen die Dekompression sicher einen Vorteil bietet, auch dann, wenn sie nicht zur völligen Beschwerdefreiheit führt. Diese Überlegungen lassen den Schluß zu, daß die einfache Durchtrennung alleine zwar in einem sehr hohen Prozentsatz bei wenig weit fortgeschrittenen Veränderungen am Nerv Beschwerdefreiheit bringt, daß aber doch ein gewisser Prozentsatz an fortgeschrittenen Fällen mit entsprechenden Veränderungen am Nerv übrig bleibt, die weitergehende Maßnahmen erfordern.

Literatur

[1] Agee J (1997) Complications and results of endoscopic carpal tunnel release. In: Carpal Tunnel Syndrome. An In-Depth Review. Am Assoc for Hand Surgery, Am Academy of Orthopaedic Surgery, Bell Harbour, FL.

[2] Chow JCY (1997) Dural portal endoscopic release. In: Carpal Tunnel Syndrome. An In-Depth Review. Am Assoc for Hand Surgery, Am Academy of Orthopaedic Surgery, Bell Harbour, FL.

[3] Menon J (1997) Endoscopic carpal tunnel release using kit. A single portal technique. In: Carpal Tunnel Syndrome. An In-Depth Review. Am Assoc for Hand Surgery, Am Academy of Orthopaedic Surgery, Bell Harbour, FL.

[4] Mirza M (1997) Distal single incision. Endoscopic CTR technique. In: Carpal Tunnel Syndrome. An In-Depth Review. Am Assoc for Hand Surgery, Am Academy of Orthopaedic Surgery, Bell Harbour, FL.

[5] Gelbermann RH, Hergenroeder PT, Hargens RA, et al. (1981) The carpal tunnel syndrome – A study of carpal tunnel pressure. J Bone Jt Surg (Am) 63: 380.

[6] Gelbermann RH, Pfeifer GB, Galbraith RT, et al. (1987) Results of treatment of severe carpal tunnel syndrome without internal neurolysis of the median nerve. J Bone Jt Surg (Am) 69: 896–903.

[7] Kulick MI, Gordillo JB, Javidi T, Kilgore ES, Newmyer WL (1986) Long term analysis of patients having surgical treatment of carpal tunnel syndrome. J Hand Surg (Am) 11A: 59–66.

[8] Lee WPA, Plancher KD, Strickland JW (1996) Carpal tunnel release with a small palmar incision. Hand Clinics 12: 271–284.

[9] Luchetti R, Schönhuber R, Alfarano M, et al. (1994) Serial overnight recordings of

intracarpal canal pressure in carpal tunnel syndrome patients with and without wrist splinting. J Hand Surg 19B: 35–40.

[10] Palmer DH, Paulson JC, Lane-Larsen CL, Peulen VK, Olson JD (1993) Endoscopic carpal tunnel release: A comparison of two techniques with open release. J of Arthroscopic and Related Surgery 9: 498–508.

[11] Reitz KA, Önne I (1967) Analysis of 65 operated cases of carpal tunnel syndrome. Acta Chir Scand 133: 443–447.

Korrespondenz: Prof. Dr. Hanno Millesi, Leiter Ludwig-Boltzmann-Institut für Experimentelle Plastische Chirurgie, Lazarettgasse 14, Bauteil 82, A-1090 Wien, Österreich. Fax: 0043-1-40400-4251.

Endoskopische Karpaltunnelspaltung

Artur P. Worseg

Obwohl die endoskopische Karpaltunnelspaltung seit nunmehr 10 Jahren angewandt wird, bestehen nach wie vor kontroverse Ansichten bezüglich der Effektivität und Sicherheit dieser Technik. An Hand eigener Erfahrungen mit über 800 endoskopischen Karpaltunnelspaltungen und nach Durchsicht der Literatur werden in der vorliegenden Arbeit die Prinzipien der endoskopischen Karpaltunnelspaltung beschrieben. Darüber hinaus wird der aktuelle Stellenwert der endoskopischen Karpaltunnelspaltung im Vergleich zur konventionellen offenen Methode erörtert.

Die Vorteile der endoskopischen Karpaltunnelspaltung gegenüber der konventionellen Methode bestehen primär in der frühen postoperativen Phase und äußern sich in geringeren Wund- und Narbenschmerzen sowie einer rascheren Wiedererlangung der Funktionalität. Als „Nachteil" muß der Umstand angebracht werden, daß diese Technik ausreichende Übung und handchirurgische Erfahrung des Operateurs voraussetzt, da das Risiko einer iatrogenen Verletzung der Gefäß- und Nervenstrukturen besonders in der Anfangsphase gegeben ist.

Einleitung

Das Karpaltunnelsyndrom (KTS) als eigenes Krankheitsbild wurde erstmals 1883 beschrieben [39] und gilt als das häufigste periphere Nervenkompressionssyndrom [19]. Als Methode der Wahl zur Behandlung des konservativ therapieresistenten KTS wird seit den 1950er Jahren die operative Spaltung des Karpalkanals angesehen [41].

Ende der 1980er Jahre wurde die endoskopische Karpaltunnelspaltung als Alternative zur konventionellen offenen Karpaltunnelspaltung entwickelt [12, 37]. Die Idee hinter dieser neuen Operationsmethode war primär die Minderung postoperativer Wund- und Narbenschmerzen sowie die raschere funktionelle Wiederherstellung der operierten Hand (Abb. 1a–1d). In der Literatur wird hinsichtlich

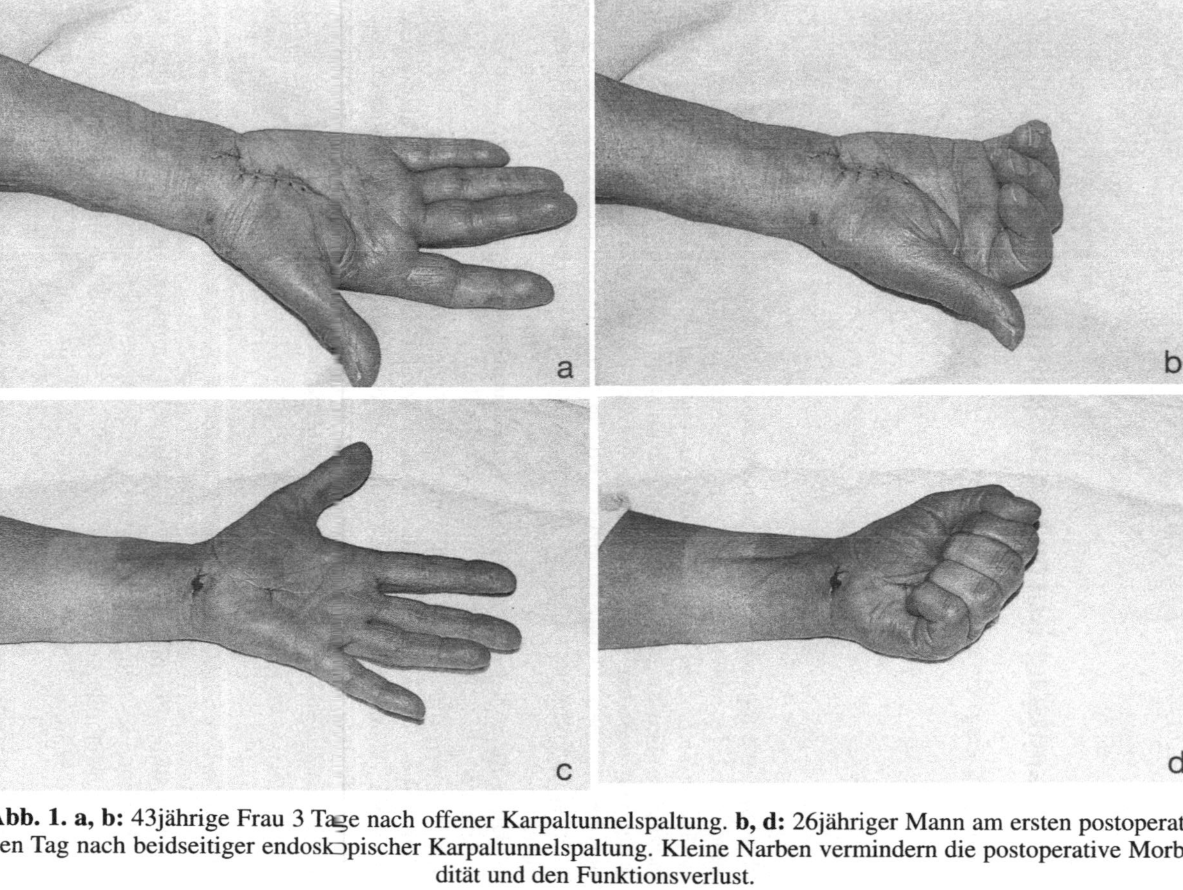

Abb. 1. a, b: 43jährige Frau 3 Tage nach offener Karpaltunnelspaltung. **b, d:** 26jähriger Mann am ersten postoperativen Tag nach beidseitiger endoskopischer Karpaltunnelspaltung. Kleine Narben vermindern die postoperative Morbidität und den Funktionsverlust.

der postoperativen Morbidität die Überlegenheit der endoskopischen Karpaltunnelspaltung im Vergleich zur konventionellen offenen Technik einerseits auch bestätigt [1, 6, 7, 19, 40, 51], andererseits herrscht aber nach wie vor beträchtliche Uneinigkeit darüber, ob das mögliche Komplikationsrisiko diese Vorteile auch überwiegt [2, 6, 21, 24, 35, 49].

In dieser Übersichtsarbeit soll der aktuelle Stellenwert der endoskopischen Karpaltunnelspaltung dargelegt werden. An Hand eigener Erfahrungen mit mehr als 800 endoskopisch operierten KTS soll ein klares Bild dieser Operationstechnik skizziert und die Problematik möglicher Komplikationen und Risiken erörtert werden.

Geschichtlicher Rückblick

Anfang 1989 wurden gleichzeitig zwei verschiedene Techniken der endoskopischen Karpaltunnelspaltung veröffentlicht: Okutsu et al. [38] führten durch eine Inzision im Bereich der Handgelenksbeugefalte eine in einer durchsichtigen Plastikhülle befindliche Endoskopieoptik in den Karpalkanal ein. Anschließend durchtrennte er das *Retinaculum flexorum* (RF) mittels eines Hackenmesserchens, welches neben der durchsichtigen Kanüle eingebracht wurde; Chow [12] inserierte eine nach palmar offene Metallkanüle – ebenfalls von einer Inzision im Bereich der Handgelenksbeugefalte aus – in den Karpalkanal, wobei er die Kanüle im Unterschied zu Okutsus Technik mittels einer zweiten Inzision in der Hohlhand

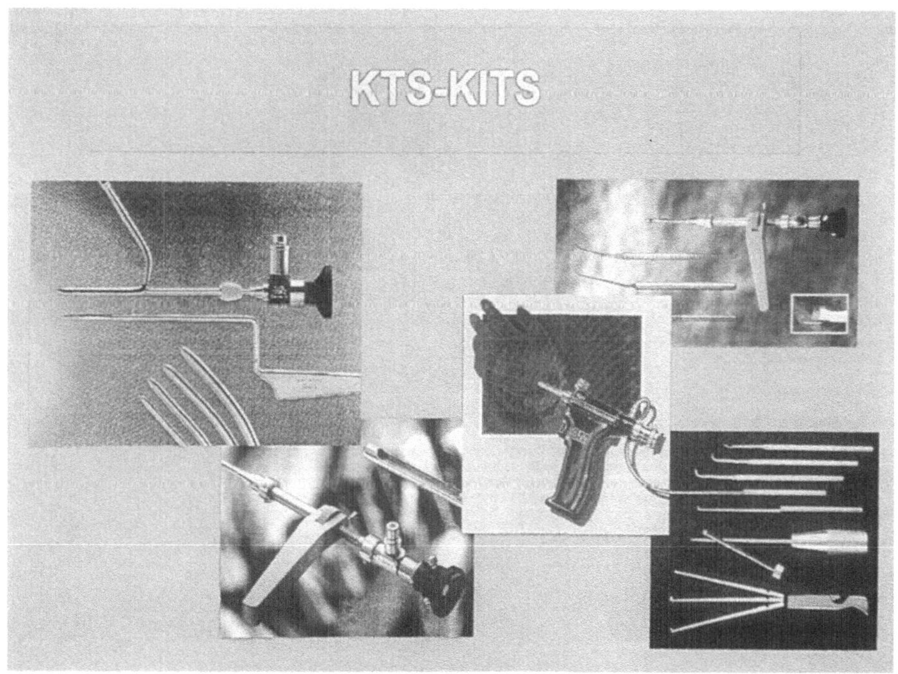

Abb. 2. Unterschiedlich konzeptionierte KTS-Kits.

wieder ausführte. Dadurch wurde das RF mehr oder weniger „aufgegabelt". Die Durchtrennung des RF erfolgte ebenfalls unter Sicht, wobei verschieden geformte Messerchen durch die eine Kanülenöffnung eingebracht wurden, während durch die gegenseitige Kanülenöffnung das Endoskop eingeführt wurde.

Obwohl keiner der beiden Autoren über ernsthafte intraoperative Komplikationen im eigenen Krankengut berichtete (54 bzw. 62 Eingriffe), war die erste Reaktion auf diese neue Technik eher zurückhaltend. Besonders die fehlende Möglichkeit zur Blutstillung wurde als Nachteil gegenüber der konventionellen Technik betrachtet [38]. In den folgenden Jahren konnte sich Chows Technik – in modifizierter Form – durchsetzen, wohingegen Okutsus Konzept nicht weiterverfolgt wurde.

1991 veröffentlichte Agee [1] ein „pistolengriffähnliches" Instrumentarium, bei welchem sich mittels eines Triggermechanismus ein Messerchen am distalen Ende der Kanüle hervorhebeln ließ. Die Sichtkontrolle erfolgte mit Hilfe eines Endoskops, welches in die Kanüle integriert war. Agees Karpaltunnel-Instrumentarium war allerdings mit einer hohen Komplikationsrate verbunden, so daß es schon bald wieder geändert werden mußte [1, 6, 7, 21, 40].

Seit 1992 werden laufend neue – teilweise völlig unterschiedlich konzipierte – endoskopische Karpaltunnelinstrumentarien (Kits) angeboten, wodurch die Diskussion über diese Technik weiter erschwert wird (Abb. 2). Nicht zuletzt, weil viele dieser Instrumentarien ohne entsprechenden klinischen Nachweiß ihrer Sicherheit und Effektivität auf den Markt kommen, von wo sie dann nicht selten bald wieder verschwinden.

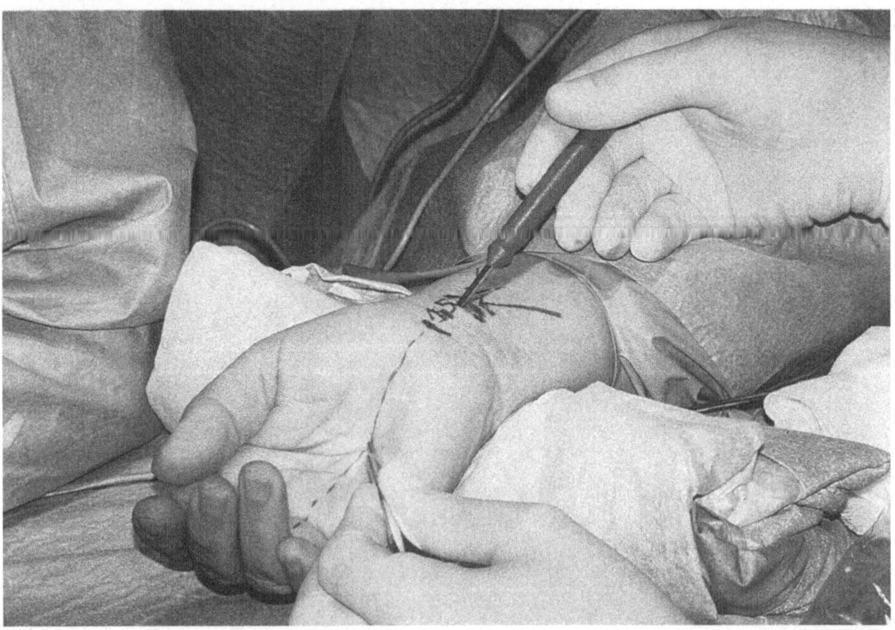

Abb. 3. Ein-Portal-Technik (Uni-Cut™). Die Instrumente müssen immer in der Ringfingerachse geführt werden. (Die Pinzette markiert die Spitze des Instruments.)

Operationstechniken und Instrumentarien

Grundsätzlich werden zwei unterschiedliche Methoden der endoskopischen Karpaltunnelspaltung unterschieden, nämlich die Ein-Portal-Technik einerseits und die Zwei-Portal-Technik andererseits. Die beiden Methoden unterscheiden sich primär durch die Plazierung der notwendigen Inzisionen, wobei für die Ein-Portal-Technik nur ein Zugangsweg im Bereich der Handgelenksbeugefalte benötigt wird (Abb. 3), wohingegen die Zwei-Portal-Technik eine zusätzliche Inzision (0,5 cm) in der Handfläche erfordert (Abb. 4). Welche der beiden Operationstechniken zu

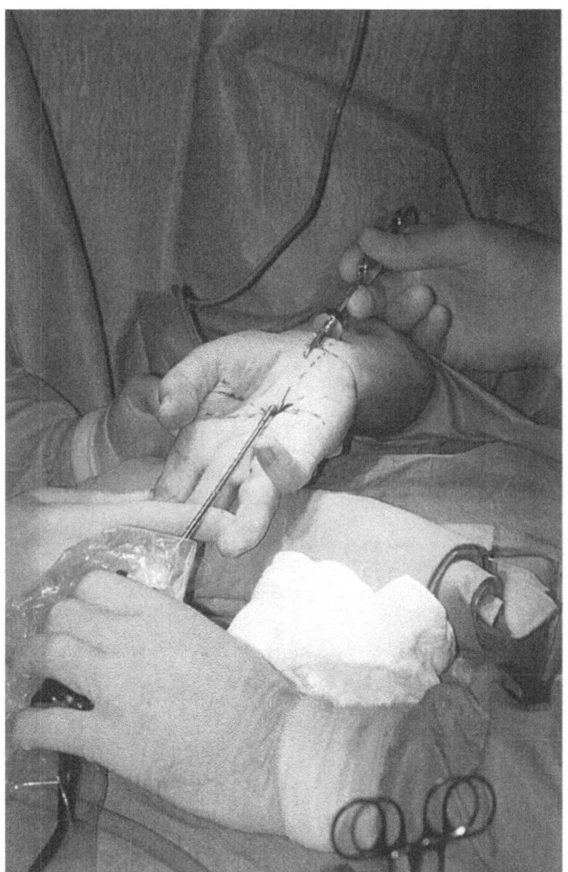

Abb. 4. Zwei-Portal-Technik (Endotrac™).

bevorzugen ist, bleibt offen. Brown [7] empfiehlt in einer Vergleichsstudie die Zwei-Portal-Technik, welche er als weniger risikoreich einschätzt. Andere wiederum geben der Ein-Portal-Technik den Vorzug, welche neben geringeren postoperativen Hohlhandschmerzen [40] angeblich auch das Risiko einer Verletzung des sensiblen *Ramus communicans nervi ulnaris* verringern soll [2]. Auf Grund eigener Erfahrungen mit den unterschiedlichsten Instrumentarien sowohl der Ein- als auch Zwei-Portal-Technik sind beide Methoden bei sorgfältiger Indikationsstellung und exakter Operationstechnik als gleichwertig anzusehen. Als möglicher Vorteil der Ein- Portal-Technik kann die bei dieser Technik nicht notwendige Überstreckung im Handgelenk gesehen werden. Als möglicher Nachteil wiederum scheint bei manchen Instrumentarien die etwas diffizilere Op-Technik zu sein. Die zusätzliche Inzision in der Hohlhand bei der Zwei-Portal-Technik bereitet erfahrungsgemäß keinerlei Beschwerden und hat den Vorteil, daß die einmal korrekt eingeführte Führungskanüle nicht mehr verrutscht und somit das Risiko unbeabsichtigter iatrogener Verletzungen (etwa durch Quetschung des *N. medianus* im Bereich der Eintrittspforte) hintangehalten wird. Die Überstreckung im Handgelenk, welche das Einführen der Kanüle erleichtert, kann bei dieser Technik besonders bei älteren Patienten Schwierigkeiten bereiten. Grundsätzlich jedoch gilt: Nicht die gewählte Technik und Instrumentarien, sondern deren sorgfältige und korrekte Handhabung stehen für den Operationserfolg (Abb. 5). In diesem Zusammenhang kann nicht genügend auf die sogenannte „Lernkurve" verwiesen werden, welche besonders in der Anfangszeit das Komplikationsrisiko bei der endoskopischen Karpaltunnelspaltung durch unsachgemäße Handhabung der Instrumente sowie mangelhafte Operationstechnik erhöht.

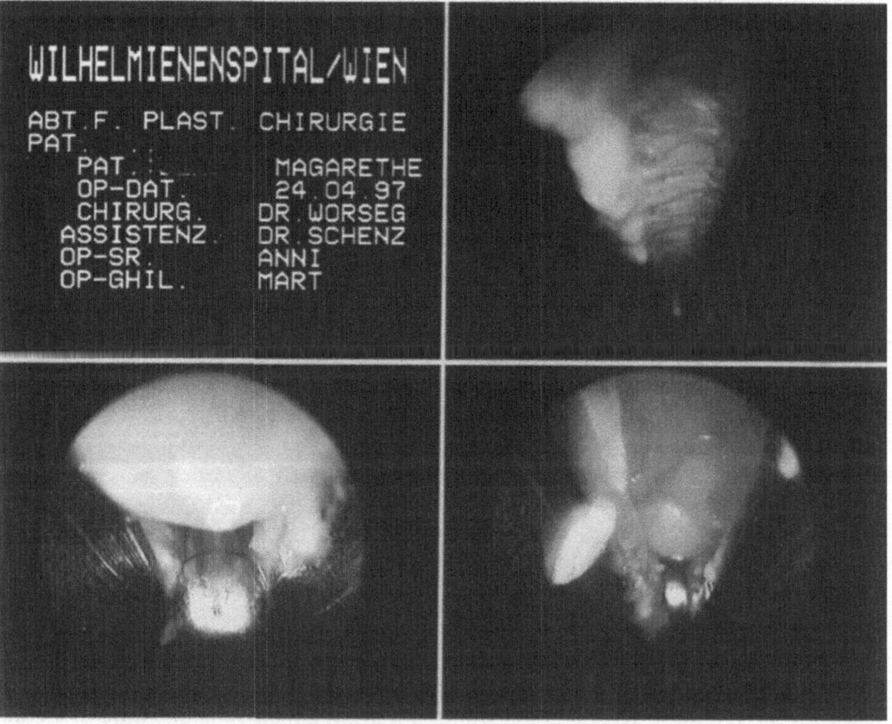

Abb. 5. Die Darstellung der gesamten Länge des *Retinaculum flexorum* (RF) ist ein wesentlicher Faktor, um Komplikationen zu vermeiden. Identifizierung des distalen Randes des RF und Spaltung unter Sichtkontrolle.

Neu auf den Markt gekommene Instrumentarien sind häufig Änderungen und Verbesserungen unterworfen [1, 11, 21, 43, 48]. Daher kann deren klinischer Einsatz nur im Rahmen kontrollierter Studien oder nach Vorliegen entsprechender klinischer Vergleichsstudien empfohlen werden.

Ein weiterer Unterschied zwischen den verschiedenen KTS-Kits ist ihre Wiederverwendbarkeit. Besonders die Tatsache, daß bei Optiken unter 4 mm – wie sie bei den meisten Ein-Portal-Systemen verwendet werden – die entsprechenden Arbeitskanülen sehr schwierig zu reinigen sind, hat vermehrt zur Entwicklung von Einmalinstrumenten beigetragen. Auch wenn – besonders bei hoher Operationsfrequenz – die Wirtschaftlichkeit solcher Einmalsysteme in Frage gestellt werden muß, sollte in jedem Fall der Versuchung der Resterilisation widerstanden werden. Besonders die Messer verlieren schon bei einmaligem Autoklavieren ihre Schärfe und können im schlimmsten Fall sogar abbrechen.

Eigene Erfahrungen

Patienten und Methode

Von März 1992 bis Juli 1998 wurden insgesamt 857 endoskopische Karpaltunnelspaltungen an 796 Patienten (487 weiblich, 309 männlich) im Alter von 26 bis 91 Jahren (57 ± 11,2 Jahre) durchgeführt. 812 dieser Eingriffe wurden vom selben Operateur (APW) durchgeführt, die restlichen Eingriffe teilten sich drei handchirurgisch erfahrene Operateure. Kontraindikationen für die endoskopische Karpaltunnelspaltung waren eine Thenarartrophie, KTS-Rezidive, posttraumatische KTS, Verdacht auf raumfordernde Prozesse im Karpalkanal sowie PCP.

Die Operation erfolgte entweder in Lokalanästhesie und Oberarmblutsperre oder intravenöser Regionalanästhesie. 503 Eingriffe wurden nach der Ein-Portal- und 354 nach der Zwei-Portal-Technik durchgeführt.

Im Rahmen einer Kontrolluntersuchung wurden 1994 die ersten 135 Patienten (157 Eingriffe) nach durchschnittlich 6 Monaten einberufen und untersucht. Die verwendeten Instrumente und Methoden sind aus Tab. 1 ersichtlich. Neben dem

Tabelle 1. Verwendete Techniken und Karpaltunnelkits bei den ersten 157 Patienten (*Abb. 3, ** Abb. 4)

Methode	Literatur	Eingriffe ges.: n = 157
Ein-Portal-Technik		
Uni-Cut (Acufex Inc.)*	[54, 55]	n = 71
Agee (3M Medica GmbH)	[1, 3, 21, 40, 44, 46, 49]	n = 6
Concept (Linvatec Inc.)		n = 4
Endo-Cartris (Wolf GmbH)		n = 3
Preißler (Storz Comp.)		n = 5
Zwei-Portal-Technik		
ECTRA (Smith + Nephew Dyonics Inc.)	[2, 27]	n = 47
Endotrac (Instratec)**	[8]	n = 21

aktuellen Status wurden die Krankengeschichten und Operationsberichte ausge-
wertet.

Ergebnisse

Die intra- und postoperativen Ergebnisse sind in Tab. 2 zusammengefaßt. Von den 14 Fällen, in welchen auf die offene Operationstechnik umgestiegen werden mußte, war die Ursache in einem Fall eine arterielle Blutung nach Durchtrennung des oberflächlichen Hohlhandbogens (Uni-Cut™). In einem weiteren Fall mußte das endoskopische Verfahren abgebrochen werden, da der Patient heftige Schmerzen beim Einführen der Endoskopiekanüle angab (Endotrac™), und in 2 anderen Fällen wurde die Hyperextension im Handgelenk nicht toleriert (ECTRA™). In den restlichen 10 Fällen waren die Sichtverhältnisse nicht ausreichend genug, um eine sichere Spaltung des Ligaments zu gewährleisten.

Beide Patientinnen mit iatrogener Nervenschädigung zeigten eine partielle Längsspaltung des *Nervus medianus* bei intaktem motorischem Thenarast (Uni-

Tabelle 2. Eigene Ergebnisse bei den ersten 157 operierten Patienten (März 1993 bis Oktober 1994)

Kategorie	Resultat
Intraoperativ:	
Op. Zeit (Durchschnitt)	19 Minuten [11,1 SD]
Abbruch und Umstieg auf offene Methode	n = 14
Postoperativ:	
Durchschnittliche Dauer bis zum Verschwinden der KTS- Symptomatik:	
Nachtschmerz	3 Tage [3,2 SD]
Parästhesien	21 Tage [7 SD]
Hypo/Asensibilität	128 Tage [36,8 SD]
Durchschnittliche Dauer der Arbeitsunfähigkeit	34 Tage [17,4 SD]
Komplikationen:	
Iatrogene Nerven und Gefäßverletzungen:	
Arcus palmaris superficialis	n = 1
Nervus medianus	n = 2
Wundheilungsstörungen:	
PS-Heilung der proximalen Inzision	n = 1
Synovitis des Karpalsackes	n = 1
Sudeck-Syndrom (Grad 1)	n = 1
Persistierende KTS-Symptomatik	n = 3
Vorübergehende Neuropraxiebeschwerden	
Nervus dig. propr. VI+VII	n = 7
Nervus dig. propr. VII+VIII	n = 3
Nervus dig. propr. V+VI	n = 2
Nervus dig. propr. II	n = 1

Cut™). Der Ersatz der vernarbten Faszikel durch autologe Nerventransplantate erfolgte in einem Fall in einem auswärtigen Spital, im anderen Fall konnte die Indikation zur Revision im Rahmen der Nachuntersuchung selbst gestellt werden. Sowohl die erwähnte Durchtrennung des oberflächlichen Hohlhandbogens als auch die iatrogenen Nervenläsionen ereigneten sich in der Anfangsphase (Patienten Nr. 2, 5, 6) und waren nach Analyse der Videoaufzeichnungen mangelnder Vertrautheit des Operateurs mit dieser Technik zuzuschreiben.

Von den drei Patienten mit persistierender KTS-Symptomatik zeigte die elektroneurographische Untersuchung nach 6 Monaten bei einem keine Besserung der präoperativen Ausgangswerte, bei den anderen beiden konnte sowohl motorisch als auch sensibel eine deutliche Verbesserung der Parameter festgestellt werden. Keiner der Patienten wurde bisher revidiert.

Postoperative Dys-und Hypästhesien, welche primär im Ausbreitungsgebiet des dritten gemeinsamen Fingernervens sowie des *Nervus dig. proprius* VIII und IX angegeben wurden, konnten von allen Patienten deutlich von der präoperativen KTS-Symptomatik unterschieden werden. Durchgeführte elektroneurographische Untersuchungen ergaben in keinem der Fälle den Hinweis auf eine Nervendurchtrennung. Nach durchschnittlich 3 Monaten waren alle betroffenen Patienten beschwerdefrei.

Die Ergebnisse dieser frühen Patienten erscheinen besonders im Lichte der oben erwähnten Lernkurve interessant. So hat sich die Operationszeit in der Zwischenzeit auf durchschnittlich *7 Minuten* reduziert. Der Umstieg auf die offene Technik sank von knapp 9 Prozent in der Anfangsphase auf unter *2 Prozent*. Die Komplikationsrate konnte bis auf zwei inkomplette Spaltungen und eine Läsion des *N. medianus* (jeweils im Rahmen der „Lernkurve") auf Null gesenkt werden. Bezüglich der Effektivität der endoskopisch durchgeführten Karpaltunnelspaltung gaben alle übrigen Patienten, welche regelmäßig nach ungefähr 6 Monaten zu einer Nachuntersuchung einberufen werden, ein Verschwinden oder eine deutliche Besserung ihrer KTS-Beschwerdesymptomatik an.

Vergleich endoskopischer mit offener Karpaltunnelspaltung

In prospektiv randomisierten Vergleichsstudien wird sowohl in der Literatur als auch in eigenen Studien die Überlegenheit der endoskopischen Karpaltunnelspaltung in der frühen postoperativen Phase dokumentiert [1, 6, 19, 40, 80]. Diese Überlegenheit äußert sich primär in einer geringeren Narbenempfindlichkeit, einer rascheren Wiedererlangung der Kraft sowie einer schwächeren funktionellen Einbuße der operierten Hand (Abb. 6 und 7).

Hinsichtlich der Effizienz des endoskopischen Verfahrens (Intervall bis zum Abklingen der KTS-Symptomatik, Karpaltunneldruckmessungen) konnte kein Unterschied zur offenen Methode festgestellt werden.

Bezüglich der Komplikationen divergieren die Resultate beträchtlich. Brown [6] gibt eine Komplikationsrate von 5 Prozent bei den endoskopisch operierten Patienten und 0 Prozent bei der mittels offener Technik operierten Kontrollgruppe an. Palmer [40] berichtet über 13 Prozent temporäre Parästhesien des *Nervus ulnaris* in der Endoskopie-Gruppe und über 10 Prozent in der offenen Kontrollgruppe.

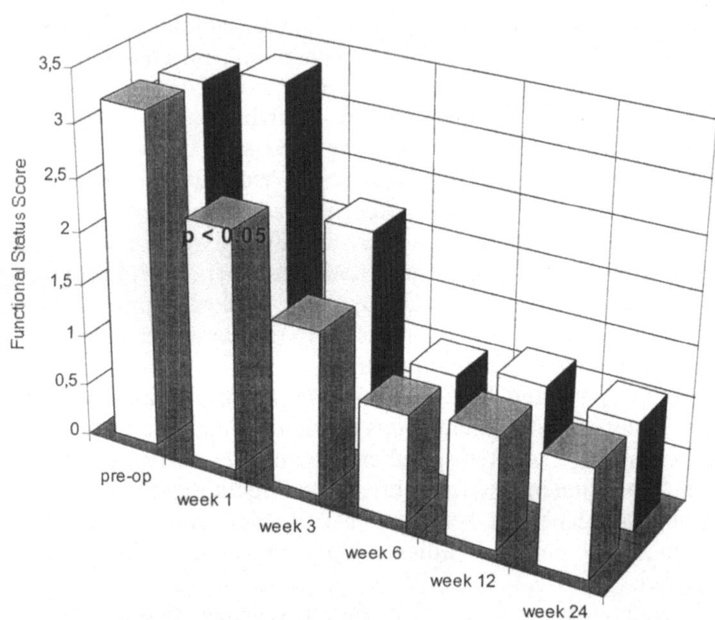

Abb. 6. In einer Vergleichstudie (n = 126) hatten die endoskopisch operierten Patienten (graue Balken) nach der ersten postoperativen Woche signifikant ($p < 0{,}05$) weniger Funktionsverlust der operierten Hand als offen operierte Patienten (schwarze Balken) (5 Punkte = total eingeschränkt; 1 Punkt = keine Einschränkung).

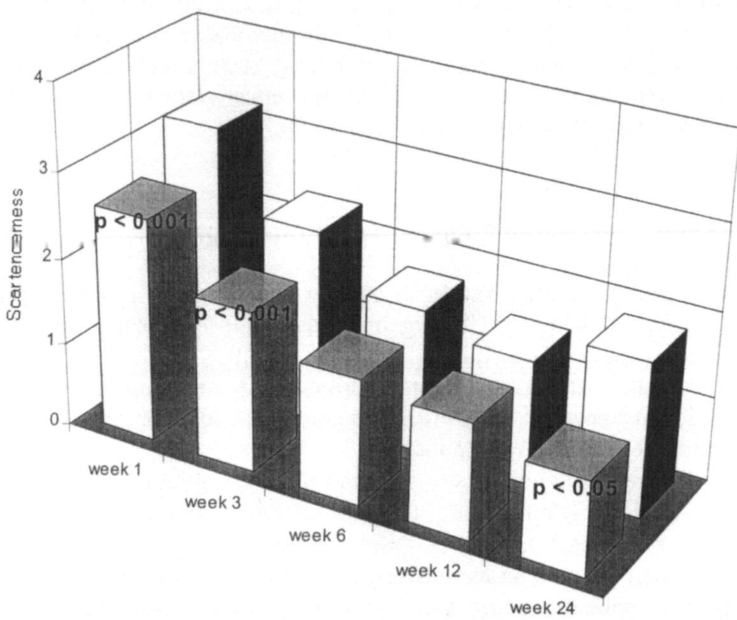

Abb. 7. Nach endoskopischer Karpaltunnelspaltung (graue Balken) waren die Narbenschmerzen in der 1., 3. und 24. postoperativen Woche signifikant geringer als nach offener Karpaltunnelspaltung (schwarze Balken) (1 = kein Schmerz; 5 = unerträglicher Schmerz).

Agee [1] wiederum berichtet über eine Komplikationsrate von 5 Prozent mit dem von ihm entwickelten Ein-Portal-KTS-Instrumentarium und 6 Prozent (Läsion des motorischen Astes des *Nervus ulnaris* (!), Bogensehneneffekt der Beugesehnen und Wunddehiszenzen) in der offenen Kontrollgruppe. Erdman [19] schlußendlich evaluierte in seiner Vergleichsstudie eine 3,7%ige Komplikationsrate bei den endoskopisch und eine 13,5%ige bei den offen operierten Patienten.

Risiken und Komplikationen

Anatomie

Mit dem Ziel, allgemeine Richtlinien zu erstellen und potentielle Risiken aufzuzeigen, wurde in mehreren anatomischen Studien das Lageverhältnis der neurovaskulären Strukturen zu den Instrumenten analysiert [27, 28, 44, 46, 48]. Übereinstimmend wird dabei auf die Notwendigkeit verwiesen, den Arbeitskanal immer in der Ringfingerachse zu führen. In dieser Positionierung ist erstens der *Ramus palmaris nervi mediani* geschont, und zweitens ist die Distanz zwischen distalem Rand des RF und des *Arcus palmaris superficialis* sowie des – häufig mitlaufenden – *Ramus communicans nervi ulnaris* am größten. Die beiden letztgenannten Strukturen werden als die gefährdetsten während der endoskopischen Karpaltunnelspaltung betrachtet (Distanz zum distalem Rand des RF durchschnittlich 4 mm [0,5–20 mm]). Weitere gefährdete Strukturen sind der dritte gemeinsame Fingernerv (Distanz durchschnittlich 7 mm [1–24 mm]) sowie das ulnare Gefäß-Nervenbündel, welches im Bereich des proximalen Zuganges sehr oberflächlich gelegen ist. Darüber hinaus kann der *Nervus ulnaris* bei Überstreckung im Handgelenk zwischen *Os pisiforme* und *Ligamentum pisohamatum* komprimiert werden [48]. Topographisch nicht unmittelbar gefährdet sind der palmare Hautast und der motorische Thenarast des *Nervus medianus* sowie die Beugesehnen. Der *Nervus medianus* selbst ist – aus anatomischer Sicht – bei korrekter Positionierung der Instrumente und extrabursalem Zugang – nicht gefährdet (Abstand zur Kanüle durchschnittlich 4 mm [3,8–10,4 mm]).

Klinik

In der Literatur schwankt die Komplikationsrate der endoskopischen Karpaltunnelspaltung zwischen 0,5 und 18 Prozent (Tab. 3). Besonders fatal sind Läsionen des *Nervus medianus,* welche in der überwiegenden Zahl der Fälle auf mangelhafte Operationstechniken zurückzuführen sind.

Grundsätzlich ist die endoskopische Karpaltunnelspaltung eine technisch anspruchsvolle, räumliches Vorstellungsvermögen voraussetzende Operation. Schlechte Sichtverhältnisse durch benetzte Optiken oder Überblendungen, unruhige Patienten und technische Mängel erschweren nicht selten den Eingriff. Sowohl die Literatur als auch eigene Erfahrungen machen deutlich, daß intraoperative Komplikationen meist bei den ersten Patienten auftreten. Daher ist es essentiell, die endoskopische Karpaltunnelspaltung ausreichend am anatomischen Modell zu üben bzw.

Tabelle 3. Komplikationen im Rahmen der endoskopischen Karpaltunnelspaltung (Literaturübersicht)

Komplikation	Frequenz (Prozent)	Literatur
Komplette Durchtrennung *Nervus medianus*	(Fallbeispiel)	[1, 35]
Partielle Durchtrennung *Nervus medianus*	1,2%–2,4%	[21, 24, 43]
Durchtrennung *Nervus digit. palmaris communis ulnaris* und partielle Durchtrennung *Nervus medianus*	1,2%	[6]
Partielle Durchtrennung des *Nervus dig. propr.* VII	5%	[51]
Durchtrennung des *Arcus palmaris superficialis*	1,2%	[6, 49, 55]
Pseudoaneurisma des *Arcus palmaris superficialis*	(Fallbeispiel)	[35]
Persistierende KTS-Symptomatik oder Rezidiv*	0,7%–11,4%	[1, 13, 21, 24, 40, 43, 49]
Temporäre Dysästhesie (Neuropraxie)		
Nervus ulnaris	2,4%–13%	[1, 6, 11, 19, 40, 43, 49]
Nervus medianus	1,5%	[53]
Nervus digitalis communis 2	1,5%	[53]
Ramus communicans nervi ulnaris	18%	[2]
Nervus dig. proprius V und VI	1,2%	[6]
Hämatom	1,2%–10%	[6, 19, 38]
Wundheilungsstörung	3,7%	[24]
Morbus Sudeck	0,6%–1,8%	[6, 7, 24]
Konversion auf offene Technik	1,2%–14,4%	[3, 7, 19, 40, 49]

durch in dieser Technik erfahrene Chirurgen anzulernen. Darüber hinaus ist selbstverständlich eine allgemeine handchirurgische Ausbildung unbedingte Voraussetzung.

Als zweifellos limitierender Faktor der endoskopischen Karpaltunnelspaltung muß die Möglichkeit anatomischer Anomalien angesehen werden. Zahlreiche Lage- und Verlaufsvariationen der Nerven und Gefäße an der Hand wurden beschrieben [16, 17, 18, 23, 33, 36, 49, 50, 56], wobei einige davon das Risiko einer iatrogenen Komplikation erhöhen können. So können etwa der *Nervus medianus* im Fall einer ulnaren Verlaufsvariation oder der *Ramus muscularis thenaris* im Fall eines ulnaren Abganges gefährdet sein. Möglicherweise sind auch die beschriebenen temporären Dysästhesien im Ausbreitungsgebiet des *Nervus medianus* (Tab. 3) auf eine Neuropraxie des *N. medianus* infolge einer Druckschädigung (mangelhafte technische Durchführung) zu erklären. Andere Variationen, wie etwa akzessorische Lumbricalismuskel oder distal verlagerte *Palmaris-longus*-Muskelbäuche, sind augenscheinlicher und stellen meist die Indikation zum Umsteigen auf die offene Methode dar. MRI-Untersuchungen [34], welche zur präoperativen Diagnostik in solchen Fällen hilfreich wären, sind aber aus Kostengründen routinemäßig nicht tragbar und würden den Wert der endoskopischen Karpaltunnelspaltung im Vergleich zur konventionellen Technik in Frage stellen.

Inkomplette Spaltung des Retinaculum flexorum

Auch wenn die Effizienz der endoskopischen Karpaltunnelspaltung nachgewiesen werden konnte [1, 6, 37, 40], wird regelmäßig über Patienten mit persistierender KTS-Symptomatik oder Rezidiven berichtet (Tab. 3). Die Ursachen eines derartigen Mißerfolges, welcher auch bei der offenen Karpaltunnelspaltung beschrieben ist, sind entweder auf Fehldiagnosen, Kompression des *Nervus medianus* proximal des Karpalkanals, inkomplette Durchtrennung des RF, Vernarbungen oder eine postoperative Tenosynovitis zurückzuführen [10]. Im eigenen Patientengut wurden in den letzten Jahren 16 auswärtige und 2 eigene Patienten wegen persistierender Beschwerdesymptomatik nach endoskopischer Karpaltunnelspaltung operiert. Bei 12 von ihnen ergab die offene Exploration eine inkomplette Spaltung des RF, und bei 6 war das RF überhaupt nicht gespalten. In anatomischen Studien wurde diese Komplikation – unabhängig von der angewandten endoskopischen Technik – mit einer Inzidenz von bis zu 50 Prozent gefunden [27, 28, 44, 46, 48]. Auch wenn die Inzidenz einer insuffizienten Karpaltunnelspaltung durch den fehlenden Turgor sowie durch die fehlende Spannung des Ligaments am anatomischen Präparat mit Sicherheit höher ist, können mehrere Faktoren auch klinisch eine inkomplette Spaltung begünstigen:

Erstens die Tatsache, daß der distale Rand des RF in der Ringfingerachse bis zu 3,5 mm von Hohlhandfettgewebe überlappt wird [44]. Mangelnde Sicht und Furcht vor Verletzungen der im Fettgewebe verlaufenden Gefäß- und Nervenstrukturen erhöhen das Risiko einer inkompletten Spaltung in diesem Bereich.

Zweitens ist der distale Rand des Ligaments nicht immer klar abgrenzbar, sondern mit palmaren Faszienstrukturen verwachsen [44]. Gerade bei der Ein-Portal-Technik ist aber die Identifikation des distalen Retinakulumrandes nur möglich, indem man sich mit den Instrumenten in diesem Bereich „einhakt".

Drittens ist der Durchmesser des RF, welcher besonders im Mittelteil sehr variabel sein kann (0,5 mm–2,3 mm), nicht selten dicker als die zur Verfügung stehenden Endoskopiemesserchen [48]. Auch wenn dieser Umstand nicht unbedingt eine insuffiziente Karpaltunnelspaltung impliziert, steigt das Risiko einer inkompletten Spaltung insofern, als die Sichtverhältnisse bei wiederholten Spaltungsversuchen durch vorquellendes Fettgewebe oder Blutungen verschlechtert sein können.

Eine letzte nicht zu unterschätzende Ursache, welche zu einer ineffizienten endoskopischen Karpaltunnelspaltung führen kann, ist die Fehlplazierung der Kanüle entweder zwischen Palmarfaszie und RF oder in der Loge de Guyon [27]. (Siehe Kapitel „Anatomie".)

Diskussion

Durch die Vorteile der endoskopischen Karpaltunnelspaltung besonders in der frühen postoperativen Phase hat sich diese Operationstechnik heute schon an vielen Zentren etabliert. Unbedingte Voraussetzung ist in jedem Fall die sorgfältige Indikationsstellung sowie exakte Operationstechnik. Alternative Operationsmethoden, welche in den letzten Jahren beschrieben wurden, verwenden zunehmend kleinere Inzisionen zur Spaltung des RF („minimal incision techniques") und dürfen im Repertoire des Operateurs nicht fehlen (Abb. 8). Besonders im Falle des Umsteigens auf die offene Operationstechnik können dadurch vorhandene Inzisionen genützt werden und so kleine Hautäste des *Nervus medianus (Ramus palmaris N. mediani),* welche zu schmerzhaften Narbenneuromen führen können, geschont werden.

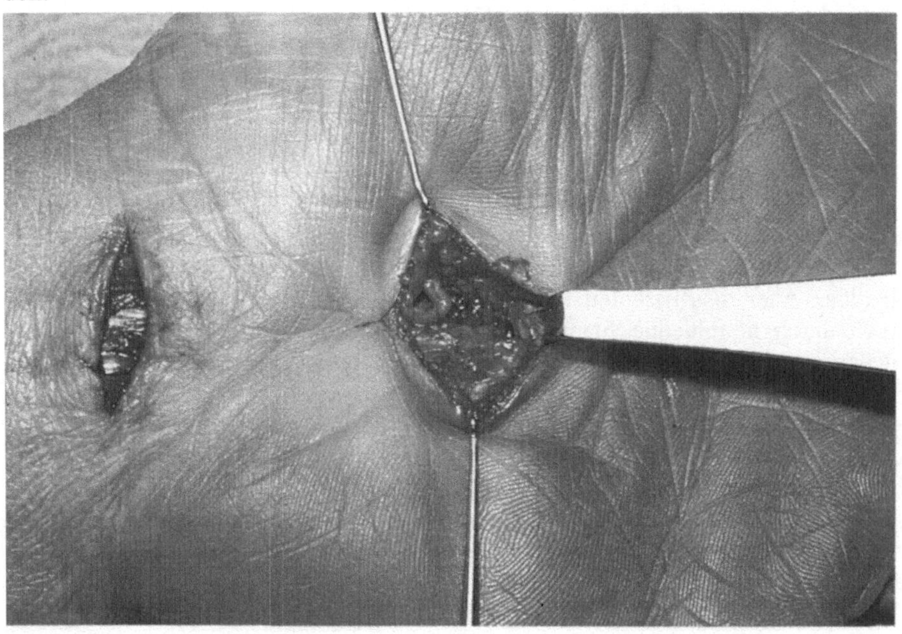

Abb. 8. Kleine Inzisionen verschonen das mechanisch exponierte Hautareal über dem *Retinaculum flexorum* und erlauben die Darstellung der Gefäße und Nerven.

Über allem darf die korrekt durchgeführte offene Karpaltunnelspaltung nicht in Konkurrenz zur endoskopischen Technik gesehen werden, da in der überwiegenden Mehrzahl der Fälle das Operationsziel – nämlich Besserung der subjektiven Beschwerdesymptomatik – erreicht wird. Die Vorteile der endoskopischen Technik dürfen im Einzelfall nicht durch ein erhöhtes Risiko „erkauft" werden.

Die mangelnde Explorationsmöglichkeit des *Nervus medianus* und des Sehnengleitgewebes kann die Indikationsstellung für eine etwaige Neurolyse [22, 29, 31] oder eine allfällige Synovektomie erschweren, weshalb die endoskopische Spaltung des Karpalkanals bei Rezidiv-KTS, posttraumatischen KTS, Thenaratrophie als auch bei suspekten rheumatischen oder postrheumatischen KTS nicht die Methode der Wahl sein darf.

Zusammenfassung

Zusammenfassend kann die endoskopische Karpaltunnelspaltung bei entsprechender Indikationsstellung als wertvolle Alternative zur offenen Technik gesehen werden. Allerdings handelt es sich um ein technisch anspruchsvolles Verfahren, welches entsprechender Übung und handchirurgischer Erfahrung bedarf.

Literatur

[1] Agee JM, McCarrol Jr HR, Tortosa RD, Berry DA, Stabo RM, Peimer CA (1992) Endoscopic release of the carpal tunnel: A randomized prospective multicenter study. J Hand Surg 17A: 987–995.

[2] Arner M, Hagberg L, Rosen B (1994) Sensory disturbances after two-portal endoscopic carpal tunnel release: A preliminary report. J Hand Surg 19A: 548–551.

[3] Bande S, De Smet L, Fabry G (1994) The results of carpal tunnel release: Open versus endoscopic technique. J Hand Surg 19B: 14–17.

[4] Baranowski D, Klein W, Grünert J (1992) Revisionsoperationen beim Karpaltunnelsyndrom. Handchir Mikrochir Plast Chir 25: 127–132.

[5] Bromley GS (1994) Minimal-incision open carpal tunnel decompression. J Hand Surg 19A: 119–120.

[6] Brown AR, Gelberman RH, Seiler JG, Abrahamsson SO, Weiland AJ, Urbaniak JR, et al. (1993) Carpal tunnel release. J Bone Joint Surg 75A (9): 1265–1275.

[7] Brown MG, Keyser B, Rothenberg ES (1992) Endoscopic carpal tunnel release. J Hand Surg 17A: 1009–1011.

[8] Brown MG, Rothenberg ES, Keyser B, Woloszyn TT, Wolford A (1993) Results of 1236 endoscopic carpal tunnel release procedures using the Brown technique. Contemp Orthop 27(3): 163–169.

[9] Carroll RE, Green DP (1972) The significance of the palmar cutaneous nerve at the wrist. Clin Orthop 83: 24–28.

[10] Cartotto RC, McCabe S, Mackinnon SE (1992) Two devastating complications of carpal tunnel surgery. Ann Plast Surg 28: 472–474.

[11] Chow JCY (1990) Endoscopic release of the carpal ligament for carpal tunnel syndrome: 22-month clinical result. Arthroscopy 6: 288–296.

[12] Chow JCY (1989) Endoscopic release of the carpal ligament: A new technique for carpal tunnel syndrome. Arthroscopy 5: 19–24.

[13] Chow JCY (1993) The Chow technique of endoscopic release of the carpal ligament for carpal tunnel syndrome: Four years of clinical results. Arthroscopy 9: 301–314.

[14] Cobb TK, Dallcy BK, Posteraro RH, Lewis RC (1993) Anatomy of the flexor retinaculum. J Hand Surg 18A: 91–99.

[15] Cook AC, Szabo RM, Birkholz SW, King EF (1995) Early mobilization following carpal tunnel release. J Hand Surg 20B: 228–230.

[16] Davlin LB, Aulicino PL, Bergfield TL (1992) Anatomical variations of the median nerve at the wrist. Orthopaedic Rev: 955–959.

[17] Davlin LB, Aulicino PL, Bergfield TL (1991) Sensory neural loop of the median nerve at the carpal tunnel. J Hand Surg 16A: 863–865.

[18] Engbcr WD, Gmcincr JG (1980) Palmar cutaneous branch of the ulnar nerve. J Hand Surg 11: 26–29.

[19] Erdman MWH (1994) Endoscopic carpal tunnel decompression. J Hand Surg 19B: 5–13.

[20] Evans D (ed.) (1994) Endoscopic carpal tunnel release–The hand doctor's dilemma. Brit J Hand Surg 19B (1): 3–4.

[21] Feinstein PA (1993) Endoscopic carpal tunnel release in a community-based series. J Hand Surg 18A: 451–454.

[22] Gelberman RH, Pfeffer GB, Galbraith RT, Szabo RM, Rydevik B, Dimick M (1987)

Results of treatment of severe carpal-tunnel syndrome without internal neurolysis of the median nerve. J Bone Joint Surg 69A: 896–903.

[23] Goto S, Kojima T (1993) An anomalous lumbrical muscle with an independent muscle belly associated with carpal tunnel syndrome. Handchir Mikrochir Plast Chir 25: 72–74.

[24] Kelly CP, Pulisetti D, Jamieson AM (1994) Early experience with the endoscopic carpal tunnel release. J Hand Surg 19B: 18–21.

[25] Kerr CD, Sybert DR, Albarracin NS (1992) An analysis of the flexor synovium in idiopathic carpal tunnel syndrome: Report of 625 cases. J Hand Surg 17A: 1028–1030.

[26] Kulick MI, Gordillo G, Javidi T, Kilgore ES, Newmeyer WL (1986) Long-term analysis of patients having surgical treatment for carpal tunnel syndrome. J Hand Surg 11A: 59–66.

[27] Lee DH, Masear VR, Meyer RD, Stevens DM, Colgin S (1992) Endoscopic carpal tunnel release: A cadaveric study. J Hand Surg 17A: 1003–1008.

[28] Levy HL, Soifer TB, Kleinbart FA, Lemac LJ, Bryk E (1993) Endoscopic carpal tunnel release: An anatomic study. Arthroscopy 9(1): 1–4.

[29] Lowry WE, Follender AB (1988) Interfascicular neurolysis in the severe carpal tunnel syndrome. Clin Orthop 227: 251–254.

[30] MacDonald RI, Lichtman DM, Hanlon JJ, Wilson JN (1978) Complications of surgical release for carpal tunnel syndrome. J Hand Surg 3(1): 70–76.

[31] Mackinnon SE, McCabe S, Murray JF, Szalai JP, Kelly L, Novak C (1991) Internal neurolysis fails to improve the results of primary carpal tunnel decompression. J Hand Surg 16A: 211–218.

[32] May Jr JW, Rosen H (1981) Division of the sensory ramus communicans between the ulnar and median nerves: A complication following carpal tunnel release. J Bone Joint Surg 63-A: 836–838.

[33] Meals RA, Shaner M (1983) Variations in digital sensory patterns: A study of the ulnar nerve-median nerve palmar communicating branch. J Hand Surg 8: 411–414.

[34] Murphy Jr RX, Chernofsky MA, Osborne MA, Wolson AH (1993) Magnetic resonance imaging in the evaluation of persistent carpal tunnel syndrome. J Hand Surg 18A: 113–120.

[35] Murphy RX, Jennings JF, Wukich DK (1994) Major neurovascular complications of endoscopic carpal tunnel release. J Hand Surg 19A: 114–118.

[36] Naff N, Dellon AL, Mackinnon SE (1993) The anatomical course of the palmar cutaneous branch of the median nerve, including a description of its own unique tunnel. J Hand Surg 18B: 316–317.

[37] Okutsu I, Ninomiya S, Hamanaka I, Kuroshima N, Inanami H (1989) Measurement of pressure in the carpal canal before and after endoscopic management of carpal tunnel syndrome. J Bone Joint Surg 71A: 679–683.

[38] Okutsu I, Ninomiya S, Takatori Y, Ugawa Y (1989) Endoscopic management of carpal tunnel syndrome. Arthroscopy 5: 11–18.

[39] Paget J (1853) Lectures on surgical pathology. Longman, London, S. 43–48.

[40] Palmer DH, Paulson CJ, Lane-Larson CL, Peulen VK, Olson JD (1993) Endoscopic carpal tunnel release: A comparison of two techniques with open release. Arthroscopy 9: 498–508.

[41] Phalen GS, Gardner W, Laloude A (1950) Neuropathy of the median nerve due to compression beneath the transverse carpal ligament. J Bone Joint Surg 32: 109–112.

[42] Price BA, Miller G (1992) Internal neurolysis. J Foot Surg 31: 250–259.

[43] Resnik CT, Miller BW (1991) Endoscopic carpal tunnel release using the subligamentous two-portal technique. Contemp Orthop 22: 269–277.

[44] Rotman MB, Manske PR (1993) Anatomic relationships of an endoscopic carpal tunnel device to surrounding structures. J Hand Surg 18A: 442–450.

[45] Schlenker JD, Koulis ChP, Kho LK (1993) Synovialectomy and reconstruction of the retinaculum flexorum in median nerve decompression: Technique and early results. Handchir Mikrochir Plast Chir 25: 66–71.

[46] Schwartz JT, Waters PM, Simmons BP (1993) Endoscopic carpal tunnel release: A cadaveric study. Arthroscopy 9: 209–213.

[47] Scoggin JF, Whipple TL (1992) A potential complication of endoscopic carpal tunnel release. Arthroscopy 8: 363–365.

[48] Seiler III JG, Barnes K, Gelberman RH, Chalidapong P (1992) Endoscopic carpal tunnel release: An anatomic study of the two-incision method in human cadavers. J Hand Surg 17A: 996–1002.

[49] Shinya K, Lanzetta M, Conolly WB (1995) Risk and complications in endoscopic carpal tunnel release. J Hand Surg 20B: 222–227.

[50] Siegl JL, Davlin LB, Aulicino PL (1993) An anatomical variation of the palmar cutaneous branch of the median nerve. J Hand Surg 18B: 182–183.

[51] Skoff HD, Sklar R (1994) Endoscopic median nerve decompression: Early experiences. Plast Reconstr Surg 94: 691–694.

[52] Szabo RM (1991) Carpal-tunnel syndrome-general. In: Gelberman RH (ed) Operative Nerve Repair and Reconstruction, Vol II/60. Lippincott, Philadelphia, S. 869–888.

[53] Viegas SF, Pollard A, Kaminski K (1992) Carpal arch alteration and related clinical status after endoscopic carpal tunnel release. J Hand Surg 17A: 1012–1016.

[54] Worseg AP, Pelinka H (1994) Endoscopic carpal tunnel release with the Acufex Uni-Cut system. Orthop Prod News July/Aug/Sept: S. 38–39.

[55] Worseg AP, Kuzbari R, Korak K, Höcker W, Tschabitscher M, Holle J (1996) Endoscopic release of the carpal ligament using a single-portal carpal tunnel system. Brit J Plast Surg 49: 1–10.

[56] Worseg AP, Hoflehner H, Kuzbari R, Pierer G, Schlenz I, Koncilia H, Tschabitscher M, Metz K, Holle J (1995) Endoskopische Karpaltunnelspaltung. ACA 5/6: 277–283.

[57] Zenn MR, Hoffman L, Latrenta G, Hotchkiss R (1992) Variations in digital nerve anatomy. J Hand Surg 17A: 1033–1036.

[58] Zöch G (1992) Über die Anpassung der peripheren Nerven an die Bewegung der Extremitäten durch Gleiten und Dehnen: Untersuchungen am Nervus medianus. Acta Chir Austriaca Suppl 96: 3–16.

Korrespondenz: Univ.-Doz. Dr. Artur Worseg, Ludwig-Boltzmann-Institut für endoskopische Weichteilchirurgie, Abteilung für Plastische und Wiederherstellungschirurgie, Wilhelminenspital, Montleartstraße 37, A-1171 Wien, Österreich. Fax: 0043-1-49150-4509. E-Mail: plawor@wil.magwien.gv.at

Überlegungen zu Revisionseingriffen nach Karpaltunneloperationen

Hildegunde Piza-Katzer und *Emilie Herczeg*

Einleitung

Die Operationen wegen KTS werden häufig durchgeführt, wobei das Dach des Tunnels offen oder endoskopisch gespalten wird. Trotz hoher Inzidenz und der Reputation für eine einfache und effiziente Therapie bringt die Karpaldachspaltung nicht nur gute Resultate. Unzufriedene Patienten sind nicht so selten. Unbefriedigende Resultate werden durch ungenaue Diagnosen, falsche Indikationen oder durch iatrogene chirurgische Komplikationen erreicht. Die chirurgische Technik spielt eine wichtige Rolle in der Erhaltung von guten Resultaten. Die chirurgische Therapie des KTS wird wegen der „Einfachheit" von vielen chirurgisch tätigen Ärzten vorgenommen, seien sie Orthopäden, Unfall-, Allgemein-, Neuro- oder Plastische Chirurgen. Bei Patienten mit einem KTS ist nach vollständiger Spaltung des *Retinaculum flexorum* sofortige Schmerzfreiheit zu erwarten [17, 19]. Motorische und sensible Ausfälle bilden sich abhängig vom Grad der Nervenschädigung erst nach mehreren Monaten in unterschiedlichem Ausmaß zurück.

Bleiben die präoperativ bestandenen Schmerzen bestehen oder tritt eine Verschlechterung der Symptomatik unmittelbar postoperativ ein, so kann nicht von einem Rezidiv gesprochen werden [16]. In diesen Fällen ist durch die Primäroperation die Ursache der Schmerzen nicht beseitigt worden. Hier liegen Versäumnisse oder inkomplette Dekompressionen bei der Erstoperation vor [2]. Die zur Lösung der Problematik notwendig werdende Operation kann man dann nicht als „Rezidiveingriff" [30], sondern als Revisions- oder Zweiteingriff bezeichnen. Klagt der Patient nach der Primäroperation über neue, zuvor nicht dagewesene Beschwerden, liegt der Verdacht einer intraoperativ entstandenen Komplikation nahe. Über Revisionseingriffe nach Spaltung des *Retinaculum flexorum* gibt es relativ wenig Literatur. Statistische Zahlen fehlen. Das rezidivierende KTS ist ein echtes Problem geworden und zeigt eine steigende Tendenz. Schmerzen in der Mitte der Hohlhand sind nicht selten zu finden und müssen differenziert werden von einem echten Rezidiv bzw. persistierenden Parästhesien.

Neben den intraoperativ, iatrogen bedingten Ursachen, wie sie oben erwähnt wurden, müssen auch noch andere Ursachen, die für ein schlechtes Resultat nach der Operation eines KTS verantwortlich sind, angeführt werden. Die Operation kann offen oder endoskopisch durchgeführt werden. Der Vorteil der offenen Methode besteht darin, daß der Nerv im Bereich des Kanals gesehen und daher beurteilt werden kann. Der Nachteil, der in der Durchtrennung kreuzender sensibler Äste besteht, kann durch atraumatisches Operieren mit einer Lupenbrille umgangen werden. Angeborene Fehlbildungen der Sehnen und der Muskeln im Karpalkanal werden bei kurzen Inzisionen oder bei endoskopischer Karpaldachspaltung übersehen und können als auslösende Ursache für das Bestehenbleiben der Beschwerden daher nicht erkannt werden. Auch sie können ein echtes Rezidiv eines KTS vortäuschen.

Auf die genaue Anamnese hinsichtlich Traumen im Bereich der oberen Extremität wird relativ wenig Augenmerk gelegt. Manche Patienten mit KTS-Symptomatik geben erst nach ausführlicher Befragung ein Bagatelltrauma, vor allem beim Sport, an. Ältere Patienten zeigen multiple Neuropathien oder weisen vorangehende Operationen an der Hand auf, so daß die Gesamtfunktion der Hand schon vor dem Auftreten der für das KTS charakteristischen Beschwerden eingeschränkt war. Zusätzlich liegt bei vielen Patientinnen eine relativ lange Periode von Überlastung der Hände vor, die durch Doppelbelastung im Haushalt mit Garten und Beruf und gleichzeitig vorhandener hormoneller Dysregulation in der Menopause bedingt ist. Latente Ödeme führen zu Funktionseinbußen der Hände mit Schmerzen, so daß die Arbeitswilligkeit und -fähigkeit dieser Patienten sinkt. Nach unsachgemäß durchgeführten KTS-Operationen sind es gerade diese Patienten, die eine Rente begehren. Neben der Anamneseerhebung ist ein genauer Status der gesamten oberen Extremität zu erheben.

Material und Methode

In der Zeit vom 1. Juli 1992 bis 1. Juli 1997 wurden an der Abteilung für Plastische und Wiederherstellungschirurgie im KH Lainz an 263 Patienten 308 Hände wegen KTS-Symptomatik primär operiert. Zur Begutachtung wegen Schmerzen nach KTS-Operationen wurden uns 31 Patienten mit 32 wegen KTS operierter Hände vorgestellt. 14 Patienten wiesen unserer Meinung nach ein zu kurzes Intervall seit der Operation auf und hatten postoperativ keine ausreichende krankengymnastische Behandlung. Bei fünf dieser Patienten konnten mit einer dreimal wöchentlich durchgeführten intensiven Physikotherapie die Beschwerden soweit gebessert werden, daß eine neuerliche Operation nicht mehr nötig war.

Bei 26 Patienten (27 Händen) wurden Revisionseingriffe durchgeführt. 2 Patienten waren bei uns erstoperiert und 24 von auswärts zugewiesen worden. Es handelte sich um 23 Frauen und 3 Männer mit einem Durchschnittsalter von 62 Jahren (26a–88a). 21mal war die rechte und 6mal die linke Hand betroffen. Der Nachuntersuchungszeitraum betrug durchschnittlich 23 Monate (6 Mo–60 Mo). Das Intervall zwischen Erst- und Revisionseingriff lag zwischen 1 Woche und 10 Jahren, bei 13 Händen 1 Woche bis 6 Monate, bei 7 Händen 6 Monate bis zu 2 Jahren und bei weiteren 7 Händen 2 bis 10 Jahre.

Die *Zuweisung* der Patienten erfolgte 10mal durch den FA für Physikalische Medizin, 6mal durch den Praktischen Arzt, 5mal durch den Neurologen und 5mal durch den Erstoperateur. Als *Erstoperateur* wurde bei 12 Händen ein FA für Orthopädie, bei 6 Händen ein FA für Allgemeine Chirurgie, bei 5 Händen ein FA für Plastische Chirurgie und 4mal ein Unfallchirurg angegeben.

Bei der Primäroperation wurde 20mal eine offene Methode zur Freilegung des Karpalkanals gewählt, wobei die Art der Inzision in der Länge und der Art sehr variierte. 7mal wurde durch eine kurze Inzision das *Retinaculum flexorum* zu spalten versucht – 3mal durch ein Tenotom und 4mal endoskopisch.

Beschwerdefreies Intervall nach Primäroperation

Gruppe 1: 19 Patienten mit 20 Händen waren nach dem Primäreingriff nie beschwerdefrei.

Gruppe 2: 4 Patienten hatten ein kurzes beschwerdefreies Intervall von bis zu drei Monaten.

Gruppe 3: 3 Patienten hatten ein langes beschwerdefreies Intervall von jeweils mehreren Jahren (Spätrezidive).

Hautinzisionen bei der Primäroperation (Abb. 1)

Bei der Primäroperation waren im wesentlichen 5 verschiedene Hautinzisionen zur Anwendung gekommen:

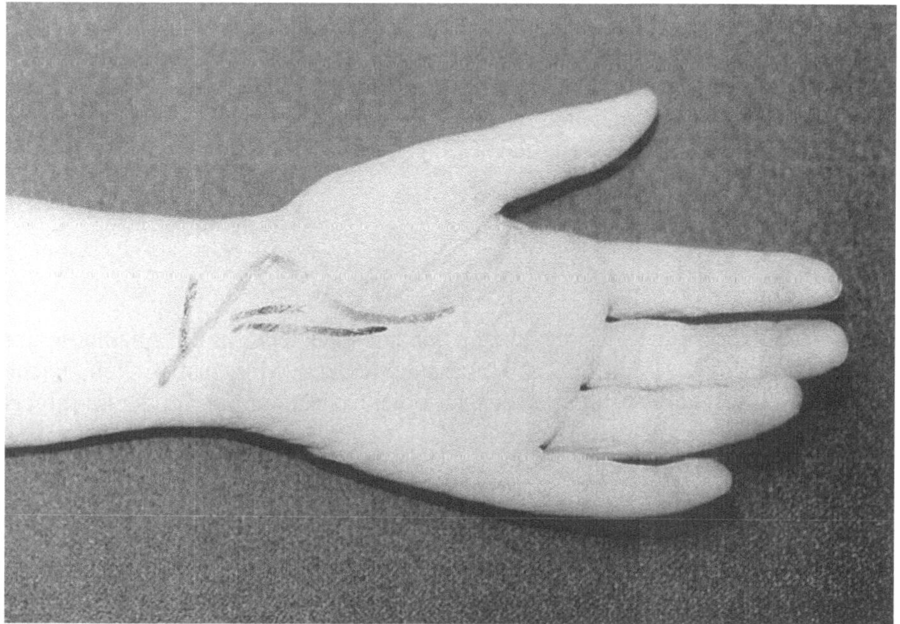

Abb. 1. Verschiedene Inzisionsformen, die bei den 27 Händen nach KTS-Operationen gefunden wurden.

Inzision 1: Sehr kurze, < 2 cm lange, meist quere Inzisionen im Bereich der Raszetta (6mal), wie sie bei endoskopischen oder gedeckt blinden Verfahren verwendet werden. Bei dieser kurzen Inzision können der Verlauf des *N. medianus* sowie die anatomischen Variationen des Nervs, der Sehnen, der Muskulatur und der Gefäße nicht eingesehen werden. Dementsprechend sind hier intraoperativ unbemerkt auch iatrogene Nervenläsionen möglich.

Inzision 2: Kurze, < 3 cm, longitudinal verlaufende Inzisionen im proximalen Anteil der *Linea vitalis* bis zur Raszetta reichend (2mal). Bei dieser Variante sind die distalen Retinakulumanteile sowie die distale Unterarmfaszie nur bedingt einsehbar. Bridenbildung im Handgelenksbereich und unvollständig gespaltenes Retinaculum können die Folge sein.

Inzision 3: Inzisionen ausschließlich im Bereich der *Linea vitalis* länger als 3 cm (2mal). Diese Inzision bietet einen guten Überblick über das *Retinaculum flexorum* und den Karpalkanal.

Inzision 4: Von mittlerer Höhe der *Linea vitalis* bis zur Raszetta und über diese hinausreichend, gewinkelt auf den Unterarm ziehend (8mal). Sie reicht in der *Linea vitalis* nicht ausreichend weit nach distal, so daß der distale Anteil des *Retinaculum flexorum* nicht oder nur schlecht einsehbar ist und eine Durchtrennung des motorischen Thenarastes zustandekommen kann.

Inzision 5: Die gesamte Länge der *Linea vitalis* erfassend und im Bereich der Raszetta gewinkelt auf den Unterarm fortgeführt (4mal). Diese Variante bietet zweifellos den besten Überblick über alle wesentlichen Strukturen. Es handelt sich um eine ausgedehnte Freilegung mit der besten Übersicht, aber auch der größten Wundfläche. Hier kommt es auf eine sehr schonende Operationstechnik und exakte Blutstillung bei der Erstoperation an. Diese Inzision verwenden wir nur mehr bei Rezidiveingriffen und bei zusätzlichen Eingriffen an den Sehnenscheiden oder an den Muskeln.

Kriterien für die Revisionsoperation

Bei der Indikation zur Revision stützten wir uns einerseits auf die Anamnese und das Beschwerdebild (Parästhesien, Ungeschicklichkeit, Morgensteifigkeit, Nachtschmerz, Schweregefühl), andererseits auf objektive Parameter, auf die im folgenden noch genauer eingegangen wird.

Subjektive Parameter: Alle Patienten hatten bei der Primärvorstellung in unserer Ambulanz starke Beschwerden, wobei in 17 Fällen massiver Schmerz tagsüber und bei 14 eine *Paraesthesia nocturna* zu verzeichnen war. Eine Sensibilitätsminderung wurde bei 11 Händen, bei 8 Par- und Dysästhesien registriert. In der betroffenen Hand bemerkten 13 Patienten eine deutliche Kraftlosigkeit. 3 Patientinnen erfuhren eine deutliche Änderung ihres präoperativ bestandenen Beschwerdeprofils. Es traten zusätzlich Schmerzen in der Hohlhand, massiver Dauerschmerz in der Handfläche und den Fingern 3 und 4 und Schmerzen im Handgelenks- und Thenarbereich auf, welche eine hochgradige Bewegungseinschränkung bedingten. Bei drei Patienten traten völlig atypische Beschwerden auf, die zum Teil auch von einer Kontrolle auf die andere wechselten.

Objektive Parameter: Wir erhoben einen exakten Handstatus, führten die genaue Untersuchung der betroffenen Extremität, eine elektroneurographische Untersuchung des *N. medianus* an beiden oberen Extremitäten, ein Hand- und Karpalkanalröntgen sowie eine Sonographie des Karpalkanals durch. In Zusammenschau mit den geklagten Beschwerden haben sich einige Parameter als besonders hilfreich erwiesen, was in diesen Fällen zur sofortigen Revisionsindikationsstellung geführt hat. In den übrigen Fällen wurde die Operation verzögert, nach erfolglosem konservativem Therapieversuch, durchgeführt.

Revisionsoperationen

Bei allen Patienten wurde die Operation in *Plexus-brachialis*-Anästhesie oder Allgemeinnarkose durchgeführt. Die Freilegung des Karpalkanals erfolgte unabhängig der Inzision bei der Primäroperation in der Thenarfurche bis distal des Abgangs des motorischen Thenarastes und nach proximal unter Einbeziehung der alten Narbe bis ins distale Unterarmdrittel – Inzision 5. Der *N. medianus* wurde nach Spaltung der Unterarmfaszie im Gesunden aufgesucht und der *R. palmaris* von proximal her immer freigelegt. Bei 10 Patienten haben wir die Sehne des *M. palmaris longus* entfernt, da der Ansatz an der Palmaraponeurose in einem Narbenareal eingescheidet war. Es erfolgte die Darstellung des inkomplett gespaltenen *Retinaculum flexorum* und der Adhäsionen im Bereich des ehemaligen Operationsgebietes. Die Freilegung des *N. medianus* wurde mit Lupenbrille mit 2- bis 4facher Vergrößerung, die Epineuriotomie, Epineuriektomie, die interfaszikuläre Epineuriektomie und eventuell erforderliche Nerventransplantation mit dem Mikroskop durchgeführt. War ein Neurom des *R. palmaris* vorhanden, wurde dieses nach proximal verfolgt und unter die Faszie versenkt.

Revisionsbefunde

(1) 14 inkomplette Durchtrennungen oder komplette Belassung des *Retinaculum flexorum:* 10mal imponierte das *Retinaculum flexorum* unangetastet, und 4mal war es distal unvollständig (Abb. 2) durchtrennt worden. In 6 der 10 Fälle war dies die einzige Ursache der anhaltenden Beschwerden; bei 3 Patienten wurden zusätzlich starke Adhäsionen, bei einer Patientin eine Läsion des *N. medianus* gefunden. Nach Spaltung des *Retinaculum flexorum* und Paraneuriektomie und 2maliger Epineuriotomie konnten wir in 10 Fällen Beschwerdefreiheit, in 3 Fällen eine deutliche Besserung und in einem Fall eine Besserung der Beschwerden erzielen. Zusammenfassend kann demnach von unserer Seite bestätigt werden, daß bei Fällen mit inkompletter Retinakulotomie die Prognose nach der Revision als gut zu bezeichnen ist, sofern zusätzlich keine prädisponierenden Begleiterkrankungen vorliegen.

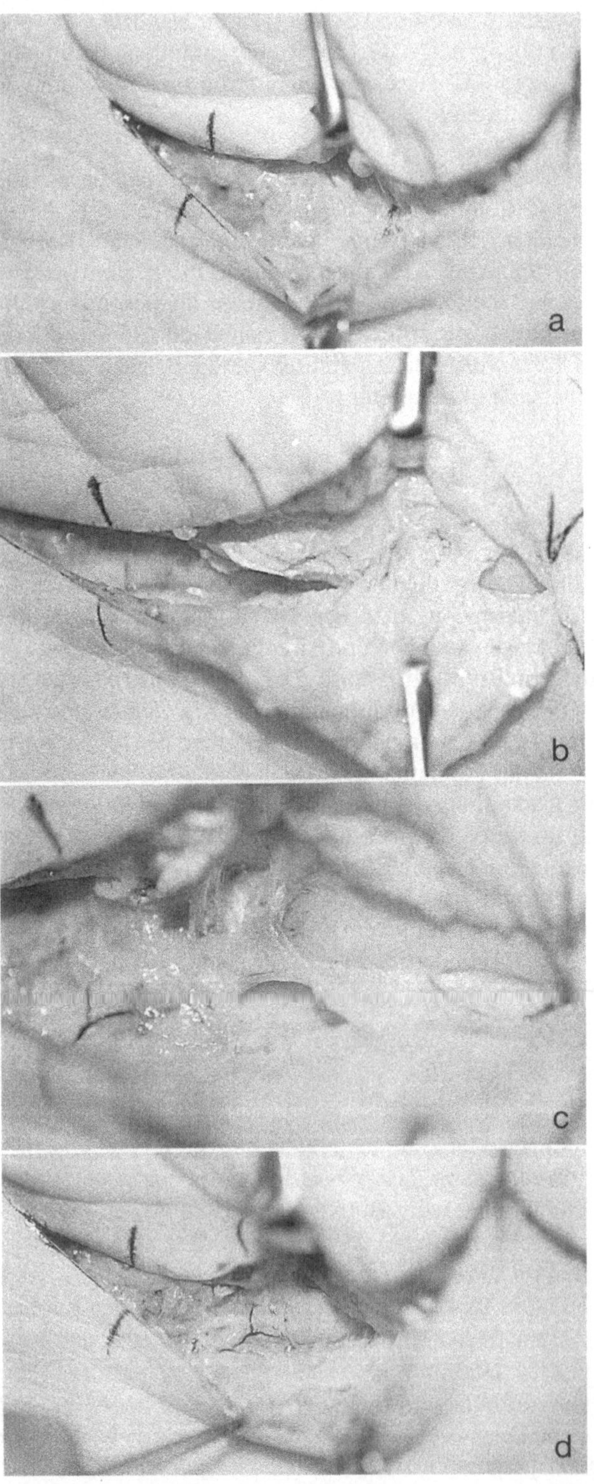

Abb. 2. a: Rechte Hand einer 74jährigen Frau, die 4 Monate nach einer auswärts durchgeführten KTS-Operation mit unvermindert starken Dys- und Parästhesien, einer *Brachialgia paraesthetica nocturna* und einem stark störenden Tinel-Hoffmann-Zeichen in der Narbe vorstellig wurde. Bei der Primäroperation wurde ein gedecktes Verfahren zur Durchtrennung des *Retinaculum flexorum* angewandt – mit einer 1,8 cm langen queren Inzision in der Raszetta. Intraoperativer Situs: Der distale Anteil des Retinaculum ist unangetastet. **b:** Nach Spaltung desselben sieht man trotz Blutleere eine vermehrte Gefäßzeichnung in den paraneuralen Hüllen. **c:** Nach Erweiterung des Schnittes nach proximal sieht man, daß das *Retinaculum flexorum* in seiner ganzen Länge nicht gespalten und eine narbige Bride im ehemaligen Inzisionsbereich vorhanden ist. **d:** Durch Verdickung der paraneuralen Hüllen und Verwachsungen mit dem Epineurium ist der Nerv fixiert (Neurodese). Bei Streckung im Handgelenk kann dadurch eine Traktionsneuropathie entstehen. Durchtrennung der paraneuralen Scheiden, die mehrblättrig sein können.

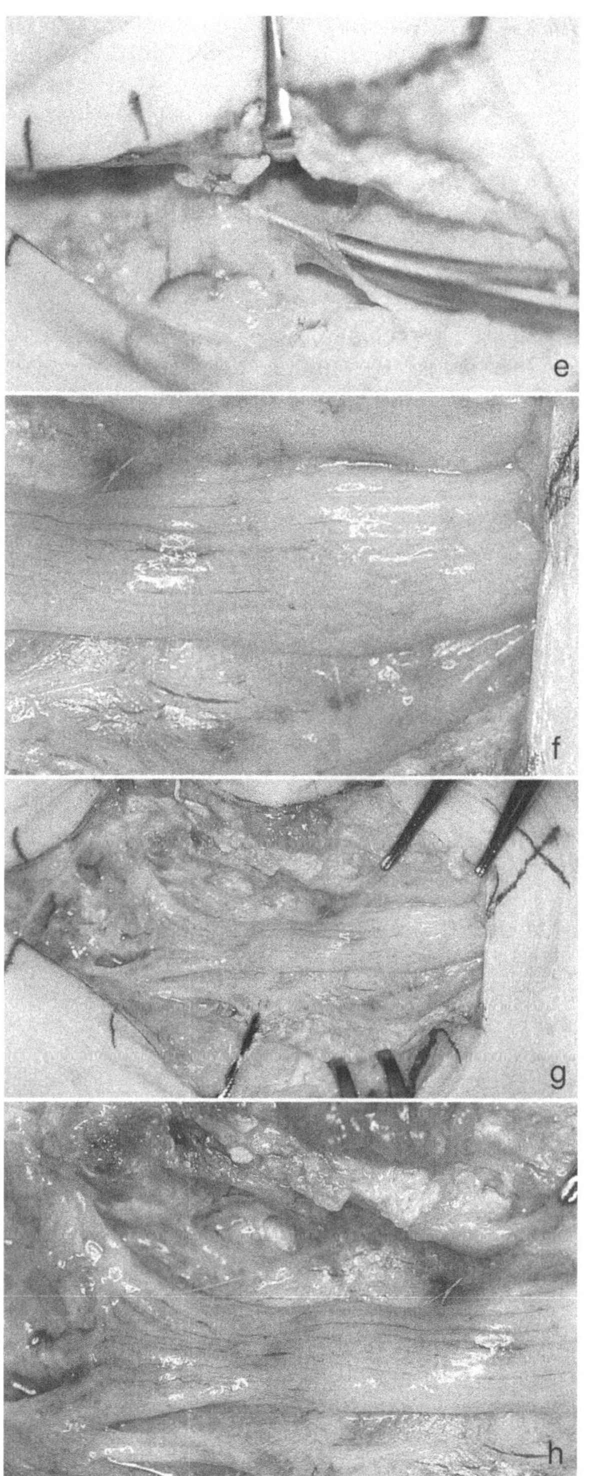

Abb. 2. e: Am Ort der stärksten Kompression sind diese Scheiden am meisten verdickt, in ihnen und im komprimierten Nerv sieht man eine vermeintliche Hypervaskularisierung, die einerseits durch Stau in den Gefäßen, aber auch durch Verminderung des Faszikeldurchmessers zustande kommt.
f: Übersicht auf den *N. medianus* vom distalen Unterarmdrittel bis zur Aufteilung in seine Äste. Die paraneuralen Hüllen an der palmaren Fläche des *N. medianus* sind reseziert, das Epineurium zum Teil inzidiert, zum Teil auch palmar reseziert, unter besonderer Bedachtnahme auf die längs verlaufende Durchblutung.
g, h: meanderförmiger Verlauf der einzelnen Faszikelgruppen proximal und distal der stärksten Kompression bzw. Adhäsion im Karpalkanal. Dieses Bild sieht man intraneural immer dann, wenn der Axonfluß sowohl nach proximal wie distal gestört ist.

(2) 14 narbige Kompressionen des *Nervus medianus:* In 11 Fällen lagen ausgedehnte Verwachsungen im Bereich des Karpalkanals vor, wobei 4mal zusätzlich der motorische Ast und 1mal der *Ramus palmaris* betroffen waren. 4 Patienten hatten eine Frühfibrose. Bei 4 Patienten dieser Gruppe war bei der Revision eine extraneurale sowie partiell-interfaszikuläre Neurolyse durchgeführt worden. Eine Patientin mit Double-crush-Syndrom erlitt nach jahrelangem schmerzfreiem Intervall eine Spätfibrose. Das Ergebnis war gut, da die Schmerzen durch die Revisionsoperation beseitigt werden konnten. Eine Beeinflussung der schwer gestörten Sensibilität war nicht mehr zu erwarten.

(3) 6 Nervenläsionen: Der Medianushauptstamm im Karpalkanal war nach endoskopischer Karpaldachspaltung 2mal lädiert. Es wurde eine *N.-suralis*-Transplantation durchgeführt. Es ist 46 Monate nach der Revisionsoperation klinisch sowie elektroneurographisch zu einer guten Reinnervation gekommen. Die Patientin klagt allerdings über diffuse atypische Schmerzen im Bereich der gesamten Hand, so daß deren Gebrauchsfähigkeit deutlich eingeschränkt ist. Nach der Durchtrennung des III. Mittelhandnervs nach endoskopischer Erstoperation wurde eine Nervenwiederherstellung mit einem Suralistransplantat durchgeführt. Die Patientin klagt 22 Monate nach der Transplantation über Dys- und Parästhesien im Bereich von Mittel- und Ringfinger. Nach einer Läsion des motorischen Thenarastes nach konventioneller Operation konnte der distale Stumpf nicht mehr gefunden werden, so daß eine muskuläre Neurotisation notwendig wurde. Es kam zu einer guten motorischen Regeneration, jedoch blieben uncharakteristische Dauerschmerzen in der Hand übrig, so daß das Ergebnis als mäßig einzustufen ist. Zweimal war der *Ramus palmaris* nach konventioneller Operation durchtrennt. Die Amputationsneurome konnten gefunden, nach proximal verfolgt und unter die Faszie verlagert werden. Die Patienten sind 6 und 17 Monate nach der Revision völlig beschwerdefrei.

(4) 1 Regenerat der Sehne des *M. palmaris longus:* Bei einer Patientin hatte sich binnen weniger Wochen postoperativ ein vollständiges Regenerat der resezierten Sehne des *M. palmaris longus* ausgebildet, da offensichtlich die Sehnenscheiden synovia bei der Primäroperation nicht entfernt wurde. Zusätzlich lagen ausgedehnte Verwachsungen proximal des Karpalkanals um den *N. medianus* vor, die unter dem Mikroskop gelöst werden mußten.

(5) 3 Synovialitiden der Beugesehnenscheiden: Bei 3 Patienten mußte zusätzlich eine ausgedehnte Synovialektomie durchgeführt werden.

Ergebnisse der Revisionsoperation

Sehr gute Ergebnisse: 5 Patienten (6 Hände). Diese Patienten waren bis auf nur objektiv nachgewiesene Parästhesien an den Fingerkuppen 1–3 beschwerdefrei. Sie boten auch keine pathologischen NLG- und EMG-Befunde. In dieser Gruppe waren alle Patienten mit bei der Erstoperation unvollständig durchtrenntem *Retinaculum flexorum* und normaler motorischer Thenarfunktion.

Gutes Ergebnis: 15 Patienten. Dazu zählten wir Patienten, die hin und wieder, vor allem nach stärkerer Belastung der Hand, Schmerzen hatten oder ein leichtes sensibles Defizit aufwiesen, welches aber subjektiv nicht störte – kein Nachtschmerz, keine Kraftlosigkeit, keine Ungeschicklichkeit. Subjektiv fand sich eine deutliche Besserung gegenüber dem Zustand vor der Revisionsoperation. Dazu zählten Patienten, deren *Retinaculum flexorum* bei der Erstoperation unvollständig durchtrennt war, und zwei Patienten mit Neuromen des *R. palmaris*.

Befriedigende Ergebnisse: 5 Patienten. Drei Patientinnen, deren Beschwerden bei manueller Belastung auftraten und ein störendes Taubheitsgefühl an den Fingerkuppen angaben. Eine Patientin mit diffusen Dauerschmerzen in Hand und Arm nach motorischer Neurotisation des Thenar, bei elektroneurographisch nachgewiesener Reinnervation.

Schlechtes Ergebnis: 1 Patientin – bei ihr war wegen iatrogener Durchtrennung des 3. Mittelhandnervs eine Nervenwiederherstellung mit einem Suralistransplantat vorgenommen worden. Sie klagt über schmerzhafte Parästhesien im Ring- und Mittelfinger, und die Gebrauchsfähigkeit der Hand ist beträchtlich eingeschränkt. Sie steht nach wie vor 13 Monate nach der Revisionsoperation in physikalischer Behandlung.

Die Kontrolle der elektroneurographischen Befunde nach der Revision bei den 9 Patienten, bei denen vor der Operation kein Potential mehr ableitbar gewesen war, ergaben in 3 Fällen eine Befundnormalisierung (12, 20 und 27 Monate nach der Revision) und in 6 Fällen eine Verbesserung auf mittelgradig pathologische Werte (distale Latenz zwischen 4 und 6 msec).

Diskussion

Verläßliche Zahlen über die *prozentuelle Häufigkeit von KTS-Nachoperation* anzugeben, ist uns nicht möglich. Über die Rate von Revisionsoperationen nach endoskopischer Karpaltunneloperation konnten wir in der uns zur Verfügung stehenden Literatur nichts finden. Wir glauben, daß mehr Revisionen erfolgen müßten, als tatsächlich durchgeführt werden. Für diese Annahme sprechen folgende Tatsachen: Erstens hat sich ausnahmslos jede der bei uns durchgeführten Revisionen durch den intraoperativen Befund als gerechtfertigt herausgestellt, und zweitens ist ein erheblicher Anteil der Nachoperationen aufgrund nicht ausreichender Kenntnis der Anatomie des Karpalkanals und der möglichen Variationen der Verläufe des *R. thenaris* und des *R. palmaris* beim Erstoperateur notwendig gewesen. Dies läßt mit gewisser Berechtigung vermuten, daß erfolglose Erstoperationen häufiger sind als in der Anzahl der Nachoperationen zum Ausdruck kommt. Wegen der scheinbaren Einfachheit der KTS-Operation wird jeder Operateur den Verdacht von sich weisen, daß der Grund für die persistierenden Beschwerden in der Art der Durchführung der Operation zu suchen sein könnte. Eine Revision wird daher nicht erwogen [1]. Die Komplikationsrate bei der offenen KTS-Operation schwankt zwischen 1 und 13,5% [7, 15, 18]. Nach anderen Berichten schwankt sie zwischen 0,5% [3] bis 2,2% [13]. Die Komplikationsrate bei endoskopischen Karpaltunnel-

Operationen wird zwischen 0,3% und 24% angegeben [5, 13, 25]. Die häufigste Komplikation sowohl bei der offenen als auch bei der endoskopischen Operationsmethode ist die unvollständige Durchtrennung des *Retinaculum flexorum* [3]. Aufgrund der zu diesem Thema veröffentlichten Literatur kommt die unvollständige Spaltung bei der endoskopischen Methode prozentuell öfter als bei der offenen Methode vor.

Das Krankengut unserer Nachuntersuchung war sehr uneinheitlich. 25 von 27 Händen wurden primär auswärts operiert. Die überwiegende Zahl der Patienten gelangte erst mehrere Monate nach der Primäroperation über praktische Ärzte, Neurologen und Ärzte anderer Fachrichtungen und nur in 20% über den Operateur zu uns. Dies hat zur Folge, daß man bezüglich des Lokalbefunds und der Beschwerdesymptomatik ausschließlich auf die Angaben der Patienten angewiesen ist. In dieser Phase scheint es neben der Anamnese- und Befunderhebung immer sehr sinnvoll zu sein, präoperative neurologische Befunde und die Krankengeschichte mit dem Operationsbefund anzufordern.

Wertigkeit der Elektrodiagnostik: Liegt ein präoperativer NLG-Befund vor, so kann der Nachweis einer signifikanten Verschlechterung die Indikation zur Revision festigen [14, 20]. Im Rahmen unserer Nachuntersuchung hat sich für die Indikation zur Revision die Kombination von postoperativ anhaltenden unveränderten Beschwerden und eine signifikante Verschlechterung des elektroneurographischen Befundes als verläßlich erwiesen.

Wenn kein präoperativer NLG-Befund zum Vergleich oder keine Änderung zum Vorbefund besteht, muß nach entsprechend genauer klinischer Untersuchung und gegebenenfalls konservativem Therapieversuch die Indikation zur Revision gestellt werden. Die Notwendigkeit der prä- und postoperativen Verlaufskontrolle der sensiblen Nervenleitgeschwindigkeit soll hervorgehoben werden [9, 13, 18].

Eine Ultraschall- sowie eine Hand- und Karpalkanalröntgenuntersuchung können mögliche Kompressionsursachen aufdecken. In seltenen Fällen ist eine MRT-Untersuchung (s. Kapitel 6) hilfreich.

Aus unserer Erfahrung können von der Art und dem Verlauf von Beschwerden nach einer KTS-Operation noch vor der Revision Rückschlüsse auf die anatomischen Veränderungen im Karpalkanal gezogen werden. Anhaltende Beschwerden im Sinne eines KTS sprechen für ein unvollständig gespaltenes *Retinaculum flexorum*. Durch postoperatives Ödem oder Hämatom kann es mitunter auch zur rapiden Verschlechterung der Beschwerden kommen. In diesen Fällen ist die Diagnose „Rezidiv" nicht zutreffend. Es handelt sich vielmehr um eine unbehobene, von der KTS-Erstoperation herrührende Komplikation [3], die sich in der unvollständigen oder ausgebliebenen Durchtrennung des *Retinaculum flexorum* manifestiert. *Die inkomplette Spaltung des Retinaculum flexorum* ist nach Langloh und Linscheid 1972 [16] die häufigste Ursache für die Revisionsoperation. Wir fanden diese Ursache bei 11 von 22 Händen. Die kritische Lokalisation ist der distale Anteil des *Retinaculum flexorum* [14]. Klinisch besteht eine Diskrepanz zwischen einem negativen Phalen-Test (Auftreten von Parästhesien bei Handgelenksbeugung [21]) und einem positiven Gilliatt-Test (Tourniquet-Test [8]). Während im Phalen-Test bei der Beugung des Handgelenks das *Retinaculum flexorum* bei proximaler Spaltung offen ist und daher dieser negativ ist, ist der

Gilliatt-Test, der eine Ischämie provoziert, positiv. Der Nerv wird distal bei noch ungespaltenem KTS unter Druck gesetzt. Man kann präoperativ sehr gut zwischen inkomplett gespaltenem und komplett gespaltenem Retinaculum durch diesen Test eine Differentialdiagnose treffen. Wie bereits von anderen Autoren beschrieben [3, 20], hat die Patientengruppe mit inkomplett gespaltenem *Retinaculum flexorum* die besten Aussichten auf ein günstiges Resultat nach der Revision. Das *Retinaculum flexorum* sollte möglichst weit ulnar gespalten werden. Die nahe dem Hamulus gelegte Inzision berücksichtigt Variationen des Thenarastes und verhindert, daß der Nerv zwischen zwei Schnittflächen des Retinakulums gerät.

Prädisponierende Begleiterkrankungen, vor allem der insulinpflichtige *Diabetes mellitus* und die *Spondylosis cervicalis* [6, 12, 18, 20], sind festzuhalten. In 46% der Patienten [11] sind anamnestisch Verletzungen der Hand oder des Handgelenks erhebbar, sei es ein Sturz auf Eis, lange Radfahrten mit Hyperextension im Handgelenk oder Skateboardunfälle. Dabei auftretende Hämatome führen nach Um- und Abbau zu einer Fixation des Nervs im Kanal. Die fibröse Fixation der epineuralen Strukten um den *N. medianus* verhindert das Gleiten des Nervs, so daß eine Traktionsneuropathie [11] bei Bewegung des Unterarms und Handgelenks entstehen kann. Die zahlreichen fibrösen Scheiden um den Nerv sind am Nerven selbst fixiert. Der Nerv ist nicht selten gegen die Palmar- und Radialseite im Karpalkanal verlagert. Die Fixation des Nervs ist im distalen Teil des Karpalkanals stärker als im proximalen.

Traktionsneuropathien im Bereich des *N. medianus* können die gleichen Symptome wie *Kompressionsneuropathien* aufweisen. Die Traktionsneuropathie wird durch Arbeit in Hyperextension und Supination verstärkt. Der Patient bringt dadurch seine Hand automatisch in Pronation und Beugung. Diese Haltung kann ihrerseits sekundär zu einer Radialisneuropathie – dem Wartenbergsyndrom – führen. Um diese Fälle präoperativ herauszufiltern, sind verschiedene Tests zu empfehlen: Einerseits die Hyperextension im Handgelenk bei gestreckten Fingern. Dies führt bei Traktionsschaden oder fixiertem Nerven langsam zu den gleichen Symptomen wie der Phalentest. Andererseits der Thenarmuskelabduktionstest, der bei Traktionsneuropathien positiv ist. Diese Neuropathien werden bei der einfachen Karpaldachspaltung, endoskopisch oder offen durchgeführt, nicht berücksichtigt. Die Außerachtlassung vorangegangener Unfälle macht es klar, daß auch bei einer endoskopischen Karpaldachspaltung die Fixation des Nervs dem Operateur entgehen muß.

Diese Fixation kann durch eine Synovitis der Beugesehnenscheiden mit den para-neuralen Hüllen noch verstärkt werden. Die Fähigkeit des Nervs, in seinen Schichten zu gleiten, geht daher nicht nur durch die postoperative Fixation im Bereich der Narbe am Handgelenk verloren, sondern war vorher schon vorhanden und konnte intraoperativ nicht diagnostiziert werden. Diese Neuropathie verstärkt sich durch die frische Narbe am Handgelenk. Wenn der Nerv also bei einem sogenannten KTS (ohne Differenzierung, ob es sich um eine Traktion oder eine Kompression des Nervs handelt) dekomprimiert wird, bedeutet dies noch lange nicht, daß er gleichzeitig auch gleiten kann. Die Patienten mit zusätzlicher Traktionsneuropathie sind äußerst schwierig zu objektivieren. Die Traktionsschäden sind durch einfache Handuntersuchungen, wie Messung der Oberflächensensibilität, dem Pinchgriff oder dynamometrische Untersuchungen, nicht herauszufiltern. Die fixierte Fibrose oder *Neurodese des N. medianus* kann durch eine Karpaldachspaltung verstärkt werden. So kann nach einer Druckentlastung mit alleiniger Spaltung des Retinakulums, sei sie offen oder geschlossen, ein *rezidivierendes KTS* entstehen. Die Fixation des *N. medianus* ist das zentrale Problem. Der Nerv kann nach einer KTS-Operation an der Palmarseite durch die Narbe fixiert oder mit der Synovia der oberflächlichen Beugesehnen und der Sehne des *Flexor pollicis longus* verwachsen sein. Um die Fixation des Nervs an verschiedenen Punkten zu lösen, muß dieser weit nach proximal und distal freipräpariert werden. Bei einer positiven Anamnese hinsichtlich Verletzung am Handgelenk oder Operation besteht meist eine paraneurale fibröse Fixation. In diesen Fällen scheint ein Bewegungsprogramm wenig zielführend zu sein. Der Patient behält seine Beschwerden. Eine ausgedehnte atraumatisch durchzuführende Mobilisation des Nervs, bei der jedoch die Blutversorgung des Epineuriums intakt bleibt, und ein postoperativ rasch eingeleitetes spezielles Mobilisationsprogramm führen zu guten Ergebnissen. Hunter [11] fordert neben der Wiederherstellung des Gleitbettes des *N. medianus* die Protektion des Nervs durch Wiederherstellung des *Retinaculum flexorum*. Die Thenarmuskulatur bleibt dadurch an ihrem Faszienursprung, und es wird ein Pulley für die Beugesehnen rekonstruiert. *Differentialdiagnostisch* ist bei Beschwerden an der Hand auch an nicht erkannte, sekundäre radiale oder ulnare Neuropathien am Unterarm bei falscher Be- oder Überlastung, unbemerkte *Plexus-brachialis*-Neuropathien oder Traktionsschäden des *Plexus brachialis* zu denken. Sie können bei verschiedenen Sportarten und durch Traumen sowie durch inadäquate Schulterbewegungen am Arbeitsplatz entstehen. Die Häufigkeit der *Plexus-brachialis*-Neuropathie ist im Steigen. So kann die C7-Neuropathie, aber auch die tägliche Hyperextension der Hand am Arbeitsplatz, Sensibilitätsveränderungen am Zeige- und Mittelfinger und eine Schwäche am Daumen verursachen und ein KTS vortäuschen.

Auch die *Analyse der Hautinzisionen* kann wertvolle Hinweise auf den zu erwartenden Revisionsbefund liefern. Bei kurzem Hautschnitt im Handgelenksbereich, unvermindert anhaltenden Beschwerden und signifikant verschlechterter Nervenleitgeschwindigkeit besteht eine sichere Revisionsindikation mit guter Prognose. O'Malley [20] hat in seiner Arbeit aus der Inzisionsform und der klinischen Symptomatik eine Aussage auf die zu erwartende Prognose einer Revisionsoperation zu treffen versucht. Die besten Ergebnisse erzielte er dabei bei der Befundkonstellation von kurzer longitudinaler oder transversaler Inzision im Handgelenksbereich, verbunden mit typischer KTS-Symptomatik. In unserem eigenen Patientengut hatten 8 Patienten quere Narben am Handgelenk von 2–3 cm Länge. In diese Gruppe fallen jene Patienten mit den schwersten iatrogenen Nervenläsionen nach endoskopischer und durch Tenotom erfolgter Durchtrennung des *Retinaculum flexorum*. Bei Patienten mit Inzision Typ 5 und gleichzeitig atypischen Beschwerden fand O'Malley [20] ausschließlich mäßige bis schlechte Ergebnisse nach Revision (4 Fälle). Dagegen konnte bei unseren zwei Patienten ein gutes und ein befriedigendes Resultat mit der Revisionsoperation erzielt werden.

Baranowski et al. 1993 [1] heben hervor, daß die Palmarissehne bei der KTS-Operation immer mitentfernt werden soll. Bei einigen Fällen fanden sie einen die Palmarissehne und den *N. medianus* gemeinsam ummauernden Narbenblock. Sie sahen darin ein Indiz, daß das Belassen der Palmarissehne schädlich sein kann. Die

Resektion der Sehne haben sie als obligat angesehen. Die Vorstellung, daß die belassene Sehne Ursache für persistierende Beschwerden sein könnte, wird nicht von allen geteilt [19].

Die *Revisionsoperation* hat *absolut atraumatisch* unter Verwendung einer Lupenbrille und/oder eines Operationsmikroskops zu erfolgen [27, 29]. Die Manipulation am Nerv muß gut überlegt werden. Bei sanduhrförmiger Einengung des *N. medianus* oder bei sichtbar verdicktem Epineurium ist zumindest eine längsgerichtete Spaltung des Epineuriums notwendig, bei ausgeprägtem Befund auch die Resektion der palmaren Hemizirkumferenz des Epineuriums. Eine endoneurale Epineuriektomie ist nur dann indiziert, wenn eine Fibrosierung zwischen den Faszikelgruppen erkennbar ist. Samii [24] führt bei jeder Karpaltunneloperation eine faszikuläre Neurolyse durch. Baranowski et al. [1] sehen bei einer ausgeprägten endoneuralen Neurolyse eine erhebliche Problematik und meinen, daß diese nur in ausgewählten Fällen indiziert ist. Eine endoneurale Neurolyse, d. h. eine interfaszikuläre Epineuriektomie, führen wir nur dann durch, wenn Narben zwischen den einzelnen Faszikelgruppen vorhanden sind. Sie wird unter dem Mikroskop ausgeführt. Dabei können unserer Erfahrung nach gute Ergebnisse erzielt werden. Bei der frühen epineuralen Fibrose ist die überschießende Narbenbildung wahrscheinlich durch ausgedehnte intraoperative Traumatisierung und/oder ein postoperatives Hämatom entstanden. Zusätzlich dürfte eine individuelle Disposition zur übermäßigen Narbenbildung die größte Rolle spielen. Die Resultate der inneren Neurolyse [9] dieser Patienten sind meist enttäuschend, vor allem wenn die Faszikel im Narbengewebe belassen werden müssen. Die Umhüllung des freipräparierten Nervensegments mit gut durchblutetem Gewebe erscheint uns in diesen Fällen höchst sinnvoll [23, 31].

Zuletzt ist darauf hinzuweisen, daß bei Patienten, die in keiner der oben angeführten Gruppen einzureihen sind, bei der Primäroperation eine Traktionsneuropathie vorlag, eine Zusatzdiagnose wie die diabetische Neuropathie nicht berücksichtigt wurde oder die Indikationsstellung zur Primäroperation nicht richtig war.

Die *Neurophysiologie nach einer Dekompression* ist äußerst schwierig zu interpretieren und ist nur in der Zusammenschau zwischen prä- und postoperativen NLG-Befunden in ein und demselben Labor zu verwerten. Auch nach erfolgreicher Karpaltunnelöffnung kann eine Verlängerung der Leitgeschwindigkeit bestehen bleiben [26].

Da nach Kern [13] über 60% der primären Karpaldachspaltungen von Chirurgen in den ersten drei Ausbildungsjahren durchgeführt werden, hat *der Ausbildungsstand des Operateurs* auch einen wesentlichen Einfluß auf das postoperative Resultat. Aus diesem Grund ist nicht nur für die Revisionsoperation, sondern auch für die Primäroperation eines KTS eine handchirurgische Ausbildung mit hohem Niveau zu fordern.

Schlußfolgerungen

Unsere Erfahrung zeigt, daß Patienten mit sogenanntem „Rezidiv" nach einer KTS-Operation genau analysiert werden müssen. Aus dem Fehlen eines beschwerdefreien Intervalls einerseits, der Lokalisation und Länge der Inzision andererseits, können Rückschlüsse auf mögliche Ursachen und Fehler beim Primäreingriff gezogen werden. Die gedeckten Operationsmethoden bergen die größte Gefahr einer Nervendurchtrennung in sich. Die Revisonsoperationen sollten immer von einem in der Hand- und Mikrochirurgie ausgebildeten Chirurgen vorgenommen werden. Je nach intraoperativem Befund sind intraneurale Neurolysen oder Nerventransplantationen notwendig [4]. Patienten mit unverminderten oder verschlechterten Beschwerden nach dem Primäreingriff, bei denen auch eine deutliche NLG-Verschlechterung eingetreten ist, sollten sofort revidiert werden. Bei diesen Fällen liegt der Verdacht auf von der Erstoperation herrührende Komplikationen, wie mangelnde Durchtrennung des *Retinaculum flexorum* oder unterbliebene Dekompression von Faszikelgruppen, vor [20].

Postoperativ neu aufgetretene motorische oder sensible Defizite sprechen für das Vorliegen einer iatrogenen Läsion des *N. medianus*. Diese Läsionen treten meist bei endoskopischen Operationen oder bei gedeckten Inzisionen des *Retinaculum flexorum* mit dem Tenotom auf. Eine sofortige Revision ist angezeigt [22].

Patienten mit kurzfristiger postoperativer Verbesserung der Beschwerden und unveränderter Nervenleitgeschwindigkeit gegenüber dem präoperativen Befund sollten nach Ausschöpfung der konservativen Therapiemaßnahmen und dabei fehlender Besserung ebenfalls revidiert werden. Es kann eine unerkannte Traktionsneuropathie mit Neurodese oder eine Frühfibrose vorliegen. Letztere weist eine ungünstige Prognose auf [3]. Bei Spätrezidiven ist ein Vorgehen wie bei Primäroperationen angezeigt.

Literatur

[1] Baranowski D, Klein W, Grünert J (1993) Revisionsoperationen beim Karpaltunnelsyndrom. Handchir Mikrochir Plast Chir 25: 127–132.

[2] Brock BCM, Rudolph KH, Logemann H (1993) The recurrent carpal tunnel syndrome. Zentralbl Neurochir 54: 80–83.

[3] Büchler U, Goth D, Haußmann P, Lanz U, Martini AK, Wulle Ch (1983) Karpaltunnelsyndrom: Bericht über 56 Nachoperationen. Handchirurgie Suppl 15: 3–12.

[4] Chang D, Dellon AL (1993) Surgical management of recurrent carpal tunnel syndrome. J Hand Surg 18B: 467–470.

[5] Chow JCY (1990) Endoscopic release of the carpal ligament for carpal tunnel syndrome: 22-month clinical result. Arthroscopy 6: 288–296.

[6] Dellon AL, Mackinnon SE (1991) Chronic nerve compression model for the double crush hypothesis. Ann Plast Surg 26: 259–267.

[7] Erdmannn MWH (1980) Endoscopic carpal tunnel decompression. J Hand Surg 19B: 3–4.

[8] Gilliatt RW, Wilson TG (1972) Apneumatic tourniquet test in carpal-tunnelsyndrome. Clinical Orthopaedics and Related Research 19: 595–597.

[9] Hagen K, Sennwald G (1990) Das Karpaltunnelsyndrom-Rezidiv. Problematik und Behandlung. Handchir Mikrochir Plast Chir 22: 309–311.

[10] Holmgren H, Rabow L (1987) Internal neurolysis or ligament division only in carpal tunnel syndrome: A three year follow-up with an evaluation of various neurophysiological parameters for diagnosis. Acta Neurochir 87: 44–47.

[11] Hunter JM (1991) Recurrent carpal tunnel syndrome, epineural fibrous fixation and tractions neuropathy. Hand Clinics 7: 491–504.

[12] Hurst LC, Weissberg D, Carroll E (1985) The relationship of the double crush to carpal tunnel syndrome (an analysis of 1000 cases of carpal tunnel syndrome). J Hand Surg 10B: 202–204.

[13] Kern BC, Brock M, Rudolph KH, Logemann H (1993) The recurrent carpal tunnel syndrome. Zbl Neurochir: 80–82.

[14] Kimura J (1979) The carpal tunnel syndrome: Localization of conduction abnormalities within the distal segment of the median nerve. Brain 102: 619–635.

[15] Kröpfl AF, Gasperschitz F, Hertz H (1994) Technik, Ergebnisse und Gefahren der endoskopischen Karpaltunnelspaltung: 32. Jahrestagung der Österreichischen Gesellschaft für Plastische, Ästhetische und Rekonstruktive Chirurgie, Baden/Wien, 13.– 15. Oktober 1994.

[16] Langloh ND, Linscheid RL (1972) Recurrent and unrelieved carpal tunnelsyndrome. Clinical Orthopaedics and Related Research 83: 41–47.

[17] Lindemeier B, Lanz U (1983) Ergebnisse nach Karpaltunnelsyndrom-Operationen. Handchirurgie Suppl. 15: 13–16.

[18] Mackinnon SE, Dellon AL (1988) Multiple crush syndrome. In: Surgery of the Peripheral Nerve. Thieme, New York, S. 347–392.

[19] Nigst H (1981) Nervenkompressionssyndrome an den oberen Gliedmaßen. In: Nigst H, Buck-Gramcko D, Millesi H (eds.) (1981) Handchirurgie, Bd. I. Thieme, Stuttgart New York, S. 17.1–17.12.

[20] O'Malley MJ, Evanoff M, Terrono AL, Millender LH (1992) Factors that determine reexploration treatment of carpal tunnel syndrome. J Hand Surg 17A: 638–641.

[21] Phalen GS (1972) The carpal-tunnel syndrome. Clinical evaluation of 598 hands. Clin Orthop 83: 29–40.

[22] Piza-Katzer H, Laszloffy P, Herczeg E, Balogh B (1996) Komplikationen bei endoskopischen Karpaltunnel-Operationen. Handchir Mikrochir Plast Chir 28: 156–159.

[23] Rose EH, Norris MS, Kowalski TA, Lucas A, Flegler EJ (1991) Palmaris brevis turnover flap as an adjunct to internal neurolysis of the chronically scarred median nerve in recurrent carpal tunnel syndrome. J Hand Surg 16 A: 191–200.

[24] Samii M (1976) Intraneurale Neurolyse des Nervus medianus beim Karpaltunnelsyndrom. Handchirurgie 8: 117–119.

[25] Slatery PG (1994) Endoscopic carpal tunnel release. Use of the modified Chow technique in 215 cases. Med J Aust 160: 104–107.

[26] Shurr DG, Blair WF, Bassett G (1986) Electromyographic changes after carpal tunnel release. J Hand Surg 11A: 5, 876–880.

[27] Smet LD (1993) Recurrent carpal tunnel syndrome. J Hand Surg 18B: 189–194.

[28] Upton ARM, McComas AJ (1973) The double crush in nerve entrapment syndromes. Lancet 2: 359–361.

[29] Wadstroem J, Nigst H (1986) Reoperation for carpal tunnel syndrome. Ann Chir Main 5: 54–58.

[30] Wilhelm K, Feldmeier Ch, Gradinger R, Bracker W (1980) Das Karpaltunnel-Syndrom-Rezidiv. Münch med Wschr 122: 1129–1130.

[31] Wulle Chr (1993) Die Synovialislappenplastik zur Behandlung eines Karpaltunnelsyndrom-Rezidivs. Handchir Mikrochir Plast Chir 25: 236–240.

Korrespondenz: Prim. Univ.-Prof. Dr. Hildegunde Piza-Katzer, Abteilung für Plastische und Wiederherstellungschirurgie, Krankenhaus Lainz, Wolkersbergenstraße 1, A-1130 Wien, Österreich.

Anästhesieverfahren beim Karpaltunnelsyndrom

Sylvia Fitzal

1. Einleitung

Handchirurgische Eingriffe, wie z. B. Operationen eines Karpaltunnelsyndroms (KTS), können entweder unter Allgemeinanästhesie oder mittels eines regionalanästhesiologischen Verfahrens durchgeführt werden. Generell ist ein regionalanästhesiologisches Verfahren einer Allgemeinanästhesie vorzuziehen, da es sich dabei – unter Beachtung entsprechender Kontraindikationen – um das risikoärmere Verfahren handelt und daher auch für Patienten mit vorliegenden Erkrankungen, insbesonders bei kardiozirkulatorischen und respiratorischen Störungen, besser geeignet ist. Weiters können die Patienten frühzeitig bzw. oft unmittelbar postoperativ an die Pflegebettenstation transferiert oder nach Hause entlassen werden, weshalb sich regionalanästhesiologische Verfahren auch insbesonders für tageschirurgische bzw. ambulante Eingriffe anbieten. Außerdem ist durch bestimmte regionalanästhesiologische Verfahren eine gute postoperative Analgesie gewährleistet, abhängig von der Wirkdauer des Lokalanästhetikums oder der Anwendung einer Kathetertechnik. Darüber hinaus sind regionalanästhesiologische Verfahren deutlich kostengünstiger als eine Allgemeinanästhesie.

Zu beachten sind allerdings einige wenige Kontraindikationen, die eine Regionalanästhesie verbieten. Eine Allgemeinanästhesie wird daher immer dann anzuwenden sein, sofern

- eine bekannte Überempfindlichkeit auf Lokalanästhetika (LA) besteht
- der Patient die Regionalanästhesie ablehnt (bei erhöhtem vorliegendem Patientenriskio sollte jedoch die Aufklärung der Patienten daraufhin abzielen, diesen für das risikoärmere Verfahren zu gewinnen)
- der Patient unkooperativ, besonders ängstlich und daher unruhig ist oder es sich um ein Kleinkind handelt
- Funktionstests der Motorik intraoperativ erforderlich sind
- gewisse Voraussetzungen für die Regionalanästhesie nicht erfüllt sind (s. u.).

Die Nachteile bzw. Risiken der Regionalanästhesie liegen allerdings darin, daß es sich nicht – wie bei der Allgemeinanästhesie – um ein 100%iges Verfahren handelt und daß mit LA-bedingten Komplikationen gerechnet werden muß. Die Erfolgsrate einer Regionalanästhesie liegt – je nach Erfahrung des Anästhesisten und in Abhängigkeit von der gewählten Technik – zwischen 85% und 98%. LA-bedingte Komplikationen können durch systemische Reaktionen bei exzessiven Konzentrationen sowie durch die Toxizität des LA oder durch allergische Reaktionen hervorgerufen werden.

Für die verschiedenen zur Wahl stehenden regionalanästhesiologischen Verfahren für Eingriffe an der oberen Extremität sind auch technikbedingte Komplikationen in Betracht zu ziehen (Tab. 1), weshalb für die operative Behandlung eines KTS vorwiegend folgende Methoden zu empfehlen sind:

- *Plexus-brachialis*-Blockade
  - axillär
  - infraklavikulär
- intravenöse Regionalanästhesie.

Tabelle 1. Komplikationen regionalanästhesiologischer Verfahren der oberen Extremität

Blockadetechnik	Pneumothorax	Neurologische Komplikationen	Versager-quote
Supraklavikulär	1–6%	0,6–1,6%	1,5–15%
Interskalenär	1–2%	0	4–6%
Infraklavikulär	0	0	3–6%
Axillär	0	0	2–9%
i.v. Regionalanästhesie	0	0	0–1%

2. Voraussetzungen und Vorbereitungen für regionalanästhesiologische Verfahren

Grundsätzlich ist davon auszugehen, daß regionalanästhesiologische Methoden nur dann angewendet werden sollen, wenn folgende Kenntnisse und Fähigkeiten vorliegen:

- Kenntnisse der Anatomie
- Kenntnisse über Pharmakologie und Toxikologie des LA
- Beherrschen der Technik

Darüber hinaus müssen gewisse prä-, intra- und postoperative Maßnahmen getroffen werden, die der Sicherheit des Patienten ebenso dienen wie den legislativen Grundsätzen, die bei Vornahme eines Eingriffes in die körperliche Integrität zu beachten sind.

2.1. Allgemeine prä-, intra- und postoperative Maßnahmen

Vor jedem anästhesiologischen Eingriff ist eine präoperative Visite durchzuführen. Dabei werden anamnestische und klinische, für die Anästhesie relevante Daten erfaßt, wobei der Gerinnungsstatus für Blockadetechniken zur Extremitätenchirurgie nicht unbedingt erforderlich ist. Auch bei bestehender Antikoagulantientherapie ist ein regionales Verfahren für periphere Nervenblockaden möglich. Im Rahmen dieser Visite ist mit dem Patienten ein Aufklärungsgespräch zu führen und sein Einverständnis einzuholen. Dieses Aufklärungsgespräch ist frühzeitig vorzunehmen (juridisch gesehen spätestens 1 Tag präoperativ und keinesfalls unter dem Einfluß einer pharmakologischen Prämedikation), um dem Patienten genügend Zeit zur Einwilligungserklärung zu geben. Sofern nötig, kann präoperativ ein anxiolytisch und sedierend wirksames Medikament verabreicht werden. Weiters ist der Patient nüchtern zu belassen, da einerseits eine ev. notwendige Allgemeinanästhesie bei unzureichender oder fehlender Blockadewirkung nie ausgeschlossen werden kann, andererseits das Aspirationsrisiko bei LA-bedingten Komplikationen immer im Bereich der Möglichkeit liegt. Vor Beginn der Nervenblockade muß ein venöser Zugang am kontralateralen Arm angelegt und eine Infusion angeschlossen werden. Ab der Durchführung der Regionalblockade ist der Patient mittels EKG, nichtinvasiver Blutdruckmessung und Pulsoxymetrie prä- und intraoperativ zu monitieren. Bei ängstlichen Patienten können intraoperativ zusätzlich sedierend und anxiolytisch wirksame Pharmaka fraktioniert i.v. verabreicht werden. Im Rahmen einer intraoperativen Sedierung kann es allerdings zu einer Beeinträchtigung der respiratorischen Funktion kommen, die die Gabe von Sauerstoff über eine Maske erforderlich macht. Für manche Patienten, insbesonders bei länger dauernden Operationen, ist Wärmezufuhr (z. B. Bair Hugger) nötig, weiters ist auf bequeme Lagerung zu achten. Die Bereitstellung eines kompletten Anästhesieequipments einschließlich Notfallmedikamente und Defibrillator gehören ebenfalls zu den selbstverständlichen Voraussetzungen. Inwieweit eine postoperative Überwachung im Aufwachraum angezeigt ist, hängt einerseits von den möglichen Nachwirkungen einer intraoperativen Sedierung ab, andererseits von der Notwendigkeit, suffiziente analgetische Maßnahmen unter kontinuierlicher Überwachung einzuleiten, sofern die regionalanästhesiologisch bedingte Analgesie unmittelbar postoperativ nicht mehr ausreicht.

2.2. Kenntnisse der Anatomie

Der *Plexus brachialis* wird durch die ventralen Äste der Zervikalwurzeln von C_5 bis C_8 und Th1 gebildet (Abb.1), die sich zu einem oberen, mittleren und unteren Nervenstamm vereinigen. Diese 3 Stämme laufen nach caudal und lateral und teilen sich etwas oberhalb der Klavikula jeweils in einen vorderen und hinteren Anteil. Der vordere Anteil des oberen und mittleren Stammes vereinigt sich an der lateralen Seite der *A. axillaris* zum seitlichen Faszikel des Plexus. Der vordere Anteil des unteren Stammes tritt zunächst hinter und dann an die Medialseite der *A. axillaris* und bildet den medialen Faszikel des *Plexus brachialis*. Die hinteren Portionen aller 3 Stämme vereinigen sich zum hinteren Faszikel des Plexus, welcher zunächst oberhalb und dann dorsal der *A. axillaris* liegt. Im Halsbereich liegt der *Plexus brachialis* im Dreieck zwischen Schlüsselbein, *M. sternocleidomastoideus* und *M. trapezius*. Er tritt aus der hinteren Skalenuslücke in die Nähe der Oberfläche, wo er nur von Haut, Platysma und tiefer Halsfaszie bedeckt ist. Die

tiefe Halsfaszie umscheidet den *Plexus brachialis,* nimmt die *A. axillaris* in eine
gemeinsame Faszienhülle auf und zieht als Gefäßnervenscheide bis in die Axilla.
In Höhe der Axilla, in der bereits die Aufsplitterung des *Plexus brachialis* in den
N. musculocutaneus (aus dem lateralen Faszikel), *N. medianus* (aus dem lateralen
und medialem Faszikel), *N. ulnaris* (aus dem medialen Faszikel), *N. radialis* (aus
dem posterioren Faszikel) und *N. circumflexus humeri* (aus dem hinteren Faszikel)
erfolgt ist, wird die gemeinsame Gefäßnervenscheide bereits durch mehr oder
weniger dichte Septen unterteilt. Diese Septierung ist dafür verantwortlich, daß die
axillare Plexusanästhesie die Innervationsbereiche der großen Armnerven unterschiedlich erreicht, wobei die Betonung meist im Bereich der *Nn. medianus et
ulnaris* zu beobachten ist.

Für die Austestung des Anästhesieerfolges ist die Kenntnis der *Areae propriae*
der Zweige des *Plexus brachialis* wichtig (Abb. 2). Dies ist für den *N. axillaris* die
laterale Deltoideusregion, für den *N. cutaneus brachii medialis* die Innenseite des
Oberarms, für den *N. musculocutaneus* der Hautbereich über dem Bauch des *M.
brachioradialis* am Unterarm, für den *N. radialis* die Haut über dem Grundgelenk

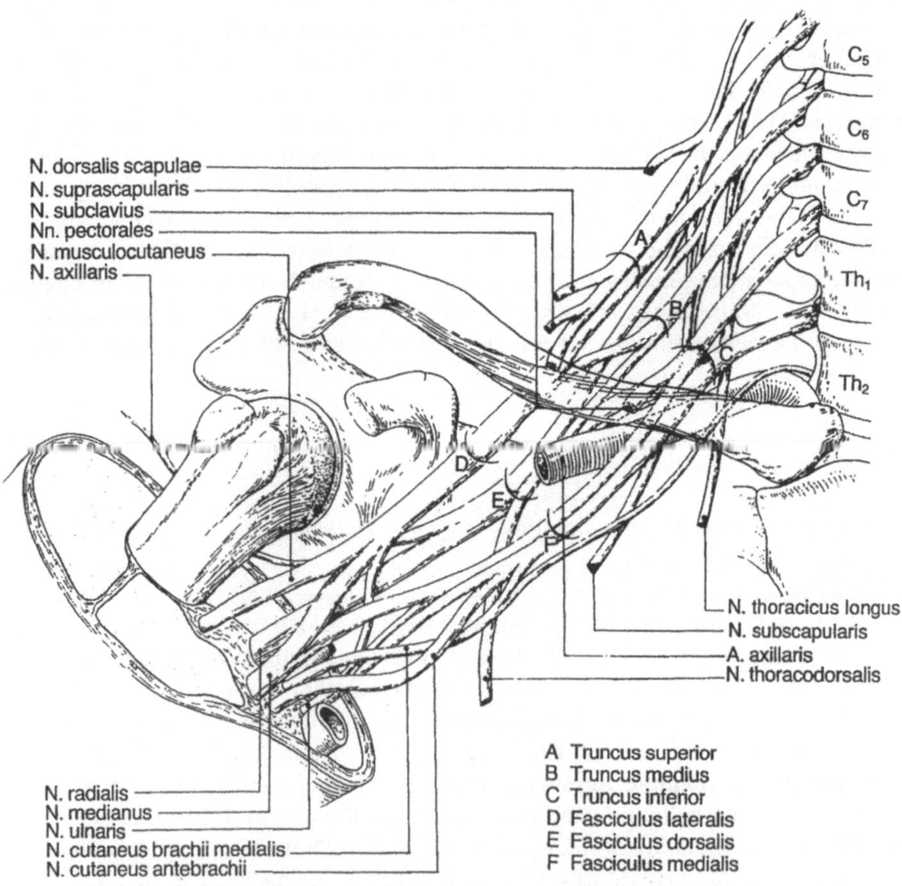

Abb. 1. Anatomie des *Plexus brachialis*

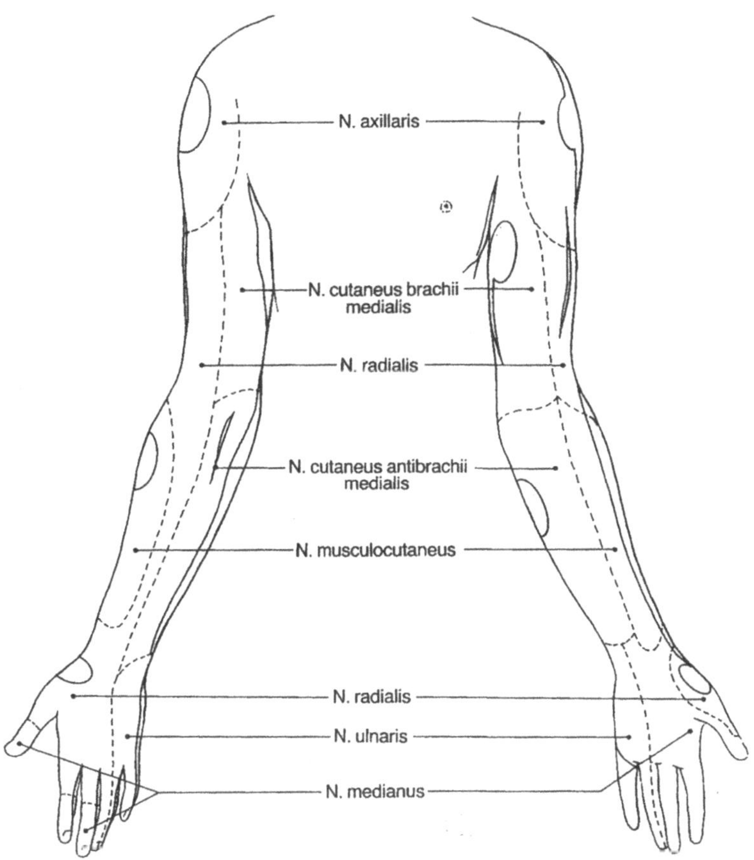

Abb. 2. Hautinnervation am Arm mit *Areae propriae* der Armnerven

des Daumens, für den *N. medianus* die Palmarseite des Zeige- und Mittelfingers und für den *N. ulnaris* die Haut des kleinen Fingers.

Die motorische Funktion der Armnerven wird am einfachsten folgendermaßen geprüft:

- *N. axillaris:* Abduktion des Armes im Schultergelenk
- *N. musculocutaneus:* Beugung des Ellenbogengelenks in Supinationsstellung
- *N. radialis:* Hand- und Fingerstreckung gegen einen Widerstand sowie Streckung im Ellenbogengelenk
- *N. medianus:* Abspreizen des Daumens, Pronation des Unterarms, Handbeugung
- *N. ulnaris:* Spreizen der Finger, Beugung des 3. und 4. Fingers im Grundgelenk, Beugung und Ulnarflexion der Hand gegen einen Widerstand.

2.3. Kenntnisse über Pharmakologie und Toxikologie der LA

Für regionale Nervenblockaden können die in Tab. 2 angegebenen LA verwendet werden. Die Wahl der jeweiligen Substanz richtet sich in erster Linie nach der

Tabelle 2. Lokalanästhetika für die Blockade von Nervenstämmen oder Nervenplexus

Substanz	Konzentration %	Volumen (ml)	Höchstdosen (mg)*	Wirkungs- eintritt (min)	Wirkungs- dauer (min)
Lidocain (Xylocain)	1–1,5	30–50	500	10–20	120–240
Mepivacain (Scandicain)	1–1,5	30–50	500	10–20	180–300
Prilocain (Xylanest)	1–2	30–50	600	10–20	180–300
Bupivacain (Carbostesin)	0,5	30–50	150	15–30	360–720
Etidocain (Duranest)	0,5	30–50	300	10–20	360–720
Ropivacin** (Naropin)	0,75	30–50	200	10–20	360–720

* Richtwerte.
** In dieser Indikation noch nicht zugelassen.

gewünschten Anästhesiedauer bzw. einer ev. anschließend erwünschten anhaltenden postoperativen Analgesie. Die Menge des LA richtet sich nach der jeweiligen Technik.

Entscheidend für systemische Intoxikationen sind die Blutspiegel des betreffenden LA, die von der Menge bzw. Dosis abhängig sind. Für eine Plexusanästhesie, insbesondere über den axillären Zugang, werden oft sehr hohe Dosen von LA eingesetzt, um eine ausreichende Konzentration im Bereich der Nervenstämme zu erreichen (40–50 ml). Allerdings werden auch bei der Plexusblockade relativ hohe Dosen von LA gut vertragen, da das LA aus der Gefäßnervenscheide relativ langsam resorbiert wird. Dies ist auch der Grund, weshalb Plexusanästhesien verhältnismäßig lange wirken. Die systemischen Reaktionen auf LA, die nicht nur durch exzessive Konzentrationen im Gewebe bei Anwendung großer Mengen hervorgerufen werden, sondern auch durch versehentliche intravasale Injektion, betreffen vorwiegend das kardiovaskuläre und das Zentralnervensystem. Dazu zählen Arrhythmien, Bradycardie, Hypertonie oder Hypotonie, Bewußtlosigkeit, Konvulsionen- und Atem- und Kreislaufstillstand. Allergische Reaktionen auf LA sind eher selten und werden zumeist durch das der Lösung beigefügte Konservierungsmittel verursacht. Manifestationsorgane bei allergischem Geschehen sind Haut und Schleimhäute, Gastrointestinaltrakt sowie respiratorisches und kardiozirkulatorisches System.

2.4. Beherrschen der Technik

2.4.1. Axilläre Plexusanästhesie

Der Patient liegt mit abduziertem Oberarm auf dem Rücken, der Arm ist im Ellenbogengelenk gebeugt, die Hand liegt flach neben dem Kopf auf einer Unterlage.

Nach Rasieren der Achselhöhle, Desinfektion und Abdecken der Umgebung mit einem Lochtuch wird unter sterilen Kautelen etwa 2 Querfinger distal der Stelle, an der der Arterienpuls der *A. axillaris* in der Tiefe verschwindet, über der Arterie eine Hautquaddel gesetzt. Durch diese Hautquaddel geht man dann mit einer kurz geschliffenen Kanüle schräg tangential in Richtung Arterie und parallel zu dieser vor. Die Perforation der Gefäßnervenscheide ist meist deutlich zu spüren (Click), insbesondere bei Verwendung stumpfer Kanülen. In den letzten Jahren sind spezielle Kanülen für die Plexusanästhesie entwickelt worden, die zur Elektrostimulation geeignet sind. Bei Verwendung eines Nervenstimulationsgerätes zum Aufsuchen der zu blockierenden Nerven wird auf entsprechende Muskelkontraktionen beim Vorschieben der Kanüle geachtet, die auch bei Reduktion der Impulsamplitude von ursprünglich 1 bis 2 mA auf 0,2 bis 0,5 mA (Schwellenstromstärke) zu beobachten sein müssen. Das durch die Nervenstimulation gestützte Aufsuchen des *Plexus axillaris* hat den Vorteil, daß diese Methode auch bei nicht kooperativen Patienten angewendet werden kann und ein direkter Nervenkontakt eher vermieden wird. Wird kein Stimulationsgerät verwendet, so sind die – bei guter Annäherung der Injektionskanüle an den Nervenstamm – ziehenden Mißempfindungen des Patienten im jeweiligen Ausbreitungsgebiet richtungsweisend. Nach Lokalisation der Gefäßnervenscheide bzw. des *Plexus axillaris* wird das vorgesehene LA-Volumen nach Aspiration in 2 Ebenen injiziert, wobei die Gefäßnervenscheide nach distal hin mit dem Daumen komprimiert wird. Dieses Vorgehen dient in erster Linie dazu, die weit proximal von den Nervenfaszikeln abgehenden *Nn. musculocutaneus* und *axillaris* mitzuerfassen. Eine andere Empfehlung ist, lediglich die Hälfte der vorgesehenen Gesamtdosis zu injizieren und nach nochmaliger Punktion, jedoch dorsal von der Arterie, den Rest des LA zu applizieren. Letzteres Vorgehen gilt als etwas erfolgssicherer für das Innervationsgebiet des *N. radialis*. Für länger dauernde Eingriffe, vor allem aber zur postoperativen Schmerzbehandlung, kann der *Plexus brachialis* auch kontinuierlich blockiert werden, und zwar entweder über eine Kunststoffverweilkanüle oder einen in die Gefäßnervenscheide vorgeschobenen Kunststoffkatheter. Außerdem wird dadurch die Anästhesieausbreitung im axillären Bereich sowie die Toleranz für eine Staumanschette im Oberarmbereich verbessert.

2.4.2. Infraklavikuläre Plexusanästhesie

Die infraklavikuläre Plexusanästhesie hat den Vorteil gegenüber den verschiedenen supraklavikulären Techniken, daß bedrohliche Nebenwirkungen wie Pneumothorax und rückenmarksnahe Injektionen praktisch nicht vorkommen können und daß die Ausbreitung der Anästhesie sowohl die radiale als auch die ulnare Seite des Armes gleichmäßig betrifft. Der Patient befindet sich in Rückenlage, und der Ausführende sucht den tiefsten Punkt zwischen Klavikula, *M. pectoralis* und *Prozessus coracoideus* auf. Durch eine Hautquaddel wird mittels einer kurzen, 22- oder 23-G-Kanüle nach kaudal und lateral (in Richtung Achselhöhle) punktiert. 2–3 cm unterhalb der Hautoberfläche wird in der Regel der Plexus erreicht. Die Lokalisation des *Plexus brachialis* erfolgt vorteilhafterweise durch Elektrostimulation. Während die Elektrostimulation fortgeführt wird, werden 2 ml eines rasch

wirkenden Lokalanästhetikums (z. B. Lidocain, Mepivacain oder Prilocain) injiziert, woraufhin die durch Nervenstimulation ausgelösten Muskelzuckungen rasch
verschwinden. Daran anschließend wird der Rest des Lokalanästhetikums appliziert. Aufgrund der Nahebeziehung zur *V. brachialis* und *V. subclavia* besteht ein
gering höheres Risiko für eine intravenöse Injektion im Vergleich zur axillären
Plexusanästhesie.

2.4.3. Intravenöse Regionalanästhesie

Bei intravenöser Gabe eines LA in die vorher blutleer gemachte Extremität läßt
sich auch von Ungeübten eine sehr erfolgssichere Anästhesie herbeiführen. Ein-
ziger Nachteil der Methode ist, daß die chirurgische Toleranz schon einige Minuten nach Lösen der Blutleere aufhört. Daher ist dieses Verfahren nur für Eingriffe
geeignet, die einschließlich des Wundverschlusses in Blutleere durchgeführt werden können. Dies ist z. B. für die Operation eines KTS üblicherweise gewährleistet. Der Wirkungseintritt ist erheblich rascher als bei Plexusanästhesie, Wirkungs-
ort sind die peripheren Nervenendigungen.

Technisch wird so vorgegangen, daß zwei getrennte pneumatische Manschet-
ten am Oberarm angebracht werden und ein venöser Zugang möglichst distal am
Arm oder Handrücken angelegt wird. Die Blutleere wird bei hoch gehaltener Extremität durch Auswickeln derselben mittels Gummibinde vorgenommen, sodann
wird die proximale Manschette mit einem Druck von etwa 100–150 mm Hg über
dem systolischen Blutdruck des Patienten blockiert. Sobald die Blutsperre liegt,
werden 40–60 ml einer 0,5–1%igen Lösung eines kurz wirksamen LA (z. B.
Lidocain, Mepivacain, Prilocain) in die vorher gelegte Venenverweilkanüle injiziert. Bupivacain, Etidocain oder Ropivacain sollen wegen ihrer längeren Wirkdauer und daher höheren Gefahr kardiotoxischer Nebenwirkungen nach Auflassen
der Blutleere nicht eingesetzt werden! Treten während der Anästhesie Schmerzen
durch die Kompression der proximalen Manschette auf, so kann die distale Manschette blockiert und danach die proximale Manschette entlastet werden. Die
Dauer dieses Anästhesieverfahrens ist ischämiebedingt auf maximal 2 Stunden
begrenzt. Andererseits soll die Blutsperre auch nicht zu früh gelöst werden, um
keine LA-bedingte Intoxikation durch die anfänglich noch hohen Wirkspiegel zu
provozieren. Die Sicherheitsgrenze des Auflassens der Blutsperre liegt bei 20–30
Minuten nach Applikation des LA.

3. Zusammenfassung

Für die operative Behandlung eines KTS eignen sich regionale Anästhesie-
verfahren, wie die axilläre und infraklavikuläre Plexusblockade oder die intravenöse Regionalanästhesie am besten. Der Vorteil einer *Plexus-brachialis*-Blockade
liegt in der länger anhaltenden postoperativen Analgesie, als Nachteile sind der
höhere Zeitaufwand bis zum Erreichen einer chirurgischen Toleranz sowie eine
gewisse Versagerquote zu nennen. Bei besonders kurzen Operationszeiten ist darauf zu achten, daß bei Anwendung einer intravenösen Regionalanästhesie die Blutsperre zumindest 20 Minuten aufrecht erhalten bleibt. Sollte ein Wundverschluß

bzw. Wundstillung nur nach Auflassen der Blutsperre vorgenommen werden, so ist die intravenöse Regionalanästhesie eher ungeeignet. Dies gilt ebenso für eine suffiziente postoperative Analgesie. Die Wahl des regionalanästhesiologischen Verfahrens ist daher den operativen Erfordernissen ebenso anzupassen wie den Erfordernissen für den Patienten.

Korrespondenz: Univ.-Prof. Dr. Sylvia Fitzal, Abteilung für Anästhesie und Allgemeine Intensivmedizin, Wilhelminenspital, Montleartstraße 37, A-1160 Wien, Österreich.

Arbeitsmedizin und Karpaltunnelsyndrom

Eva Valic

Das berufsassoziierte Karpaltunnelsyndrom (KTS) ist die bedeutendste Erkrankung im Rahmen eines Repetitive-Strain-Injury-(RSI)-Syndroms, einer breiten Gruppe an Erkrankungen, dem sog. Überbeanspruchungssyndrom. Die Risikofaktoren des berufsassoziierten KTS sind vor allem Arbeiten mit hohem Krafteinsatz und hoher Wiederholungsrate unphysiologischer Bewegungen. Genaue diagnostische Richtlinien sind vom National Institute for Occupational Safety and Health (NIOSH) vorgeschrieben. Die Daten über Inzidenz/Prävalenz sind inkonsistent, sie variieren in den verschiedensten Berufsgruppen von 0,6 bis 61%. Die Aufgabe der Arbeitsmedizin besteht erstens in der Wiedereingliederung der KTS-Kranken in das Berufsleben und zweitens im Einleiten von Präventivmaßnahmen, wobei die Planung und Gestaltung des Arbeitsplatzes im Vordergrund stehen sollten und erst sekundär korrektive Maßnahmen durchzuführen sind. Das berufsassoziierte KTS ist für die Arbeitsmedizin deshalb von Bedeutung, weil es sich um eine häufige und vermeidbare Erkrankung handelt.

Einführung

Das Karpaltunnelsyndrom (KTS), welches durch die Schädigung des *N. medianus* im Karpaltunnel hervorgerufen wird und zu motorischen, sensorischen und vegetativen Ausfällen sowie trophischen Störungen führen kann, wurde 1947 zum ersten Mal als berufsassoziierte Erkrankung von Brain et al. [1] beschrieben.

Das Karpaltunnelsyndrom wird in der Arbeitsmedizin als bedeutendste Erkrankung im Rahmen des Repetitive-Strain-Injury-(RSI)-Syndroms (auch Überbeanspruchungssyndrom genannt) beschrieben. Es handelt sich dabei um Folgeerscheinungen, die durch Arbeiten mit einseitiger, langandauernder, mechanischer Beanspruchung auftreten, und die von einigen Autoren auch als Cumulative Trauma Disorders bezeichnet werden. Es sind dies vorwiegend Sehnen- und Nervenschädigungen, z. B. Tendovaginitis, Epicondylitis, Thoracic Outlet Syndrome, Ulnarneuropathy, Cubitaltunnelsyndrom usw.

Risikofaktoren

Es gibt eine breite Palette von Berufen und Berufsgruppen, welche mit einem erhöhten Risiko für ein Karpaltunnelsyndrom verbunden sind. Die Risikofaktoren des berufsassoziierten KTS sind: 1. besondere Belastungen, vor allem Arbeiten mit hohem Krafteinsatz und hoher Wiederholungsrate unphysiologischer Bewegungen und 2. eine besondere Konstitution.

1987 untersuchten Silverstein et al. [5] die Prävalenz von KTS in Abhängigkeit von der bei der Arbeit eingesetzten Kraftleistung und der Höhe der Wiederholungsrate. Die Arbeiten wurden in vier Expositionsgruppen eingeteilt (Tab. 1). Es zeigte sich, daß die Arbeiten mit hohem Krafteinsatz und hoher Wiederholungsrate (HFHR) ein erhöhtes Risiko für KTS aufwiesen, und daß die Wiederholungsrate einen größeren Risikofaktor darstellt als der Krafteinsatz. Zugleich zeigten der Krafteinsatz und die Wiederholungsrate einen Multiplikationseffekt auf, da sich das Risiko bei der Kombination dieser beiden mehrfach erhöhte.

Tabelle 1. KTS-Prävalenz bei exponierten Gruppen

Gruppe	Prozent positiv	Odds Ratio
LFLR	0,6	1,0
HFLR	1,0	1,6
LFHR	2,1	3,3
HFHR	5,6	8,4

LF – low force, HF – high force, LR – low repetition, HR – high repetition [5]

Dieselbe Autorengruppe formulierte mehrere wichtige berufliche Kausalitätsfaktoren. Dies sind vor allem wiederholte Handgelenk/Finger-Bewegungen mit Beteiligung von Sehnen, die durch den Karpaltunnel führen, sowie kräftige Kontraktionen der dazugehörigen Muskulatur. Darüber hinaus kommen extreme Fle-

Tabelle 2. National Institute for Occupational Safety and Health (NIOSH): Diagnostische Kriterien für das berufsassoziierte KTS

A. Auf KTS hinweisende Symptome (mindestens ein Symptom zutreffend)
Parästhesien, Hypästhesien, Schmerzen

B. Nachweisbare objektive Befunde im betroffenen Bereich
   1. physikalische Untersuchungen positiv oder
   2. elektrodiagnostische Befunde positiv

C. Hinweis auf eine berufliche Ursache
Die Arbeitsanamnese muß eine oder mehrere nachfolgender Tätigkeiten aufweisen
1. häufige, wiederholte Handgelenk/Hand-Bewegungen (an der betroffenen Seite)
2. regelmäßige Tätigkeiten mit starkem Krafteinsatz der betroffenen Hand
3. regelmäßige oder gehäufte Tätigkeiten in einer ungewohnten Handposition
   (an der betroffenen Seite)
4. regelmäßige Benutzung von Hand-Vibrationsgeräten
5. gehäufter oder prolongierter Druck auf das Handgelenk oder die Handfläche
   (an der betroffenen Seite)

xionen/Extensionen des Handgelenks, ungewohnte Handpositionen und Finger-zwickbewegungen, mechanischer Druck im Karpaltunnelbereich, Vibrationen und nicht angepaßte Handschuhe in Betracht.

Diagnostik

Um die Diagnose eines berufsassoziierten KTS zu standardisieren, entwickelte das National Institute for Occupational Safety and Health (NIOSH) die in Tab. 2 zusammengefaßten Kriterien.

Eine Untersuchung nach NIOSH-Kriterien an 78 Arbeitern mit Schmerzen und Parästhesien in den oberen Extremitäten [3] ergab bei 38% der Betroffenen ein KTS; die Kriterien wiesen eine Sensibilität von 0,67 (95% CI [confidence interval] 0,57–0,77) und eine Spezifität von 0,58 (95% CI 0,47–0,69) auf.

Inzidenz/Prävalenz von berufsassoziiertem KTS

Die Daten über Inzidenz/Prävalenz beim berufsassoziierten KTS sind inkonsistent. Hagberg et al. [2] analysierten 15 veröffentlichte Studien und 6 Fallberichte von insgesamt 32 Berufsgruppen. Die Prävalenz variierte bei verschiedenen Berufs-gruppen zwischen 0,6–61%. Die höchste Prävalenz wurde bei Schleifern, Flei-schern, Kühlhausarbeitern konstatiert. Auffallend ist dabei, daß sich verschiedene Berufe um einen Faktor von 100 unterscheiden, sowie daß Berufe mit erhöhtem Risiko genau jene sind, wo die Wiederholung der unphysiologischen Bewegungen stattfindet. Terrono [7] bezeichnet die Inzidenz des berufsassoziierten KTS bei Ar-beitern als kontinuierlich steigend.

Tanaka et al. [6] analysierten die Daten der National Health Interview Survey (NIIIS-1988) bezüglich der Prävalenz bei berufsassoziiertem KTS in den USA. Von 127 Millionen befragten Arbeitern gaben 1,47% oder 1,87 Millionen in den letzten 12 Monaten die für das KTS typischen Symptome an. Die am meisten betroffenen Berufe und Industriezweige stimmten dabei mit den Daten früherer Untersuchungen überein. Die Risikofaktoren, die eine starke Assoziation mit KTS aufwiesen, waren das Biegen/Drehen von Handgelenk/Hand (OR [odds ratio] = 5,2), die Rassenzuge-hörigkeit (OR = 4,2; weiße Rasse stärker betroffen als die anderen), das Geschlecht (OR = 2,2; Frauen höheres Risiko als Männer), die Benutzung von Vibrationsgeräten (OR = 1,8) und das Alter (OR = 1,3; altersbedingte Zunahme).

Zur Assoziation des KTS mit Arbeitsbelastung gibt es eine repräsentative Umfrage bei 1,1 Mill. Einwohnern in Montreal [4]: Die Autoren berichten eine positive Assoziation des KTS bei körperlich Arbeitenden mit chirurgisch behan-deltem KTS mit 55% bei Frauen und 76% bei Männern.

Ergonomie und Prävention

Die Aufgabe der Arbeitsmedizin beim Karpaltunnelsyndrom kann in zwei Haupt-bereiche eingeteilt werden:

- Wiedereingliederung von KTS-Kranken in das Berufsleben
- Präventivmaßnahmen.

Die Wiedereingliederung eines KTS-Kranken in den Arbeitsprozeß bedingt eine vorhergehende Arbeitsplatzbewertung. Es müssen der Arbeitsablauf und die Arbeitsmittel genau überprüft und eine Neugestaltung des Arbeitsplatzes durchgeführt werden; dies in Abhängigkeit von der Natur und Progredienz der Symptome und in Zusammenarbeit mit dem Arbeitgeber und anderen Arbeitnehmern. Im Falle, daß sich die Risikofaktoren am Arbeitsplatz nicht völlig ausschließen lassen und eine Verschlechterung der Krankheit eintritt, ist ein Arbeitsplatzwechsel vonnöten.

Präventivmaßnahmen tragen zur Minderung der Inzidenz des KTS bei. Begleitende Maßnahmen zur Erkennung multifaktorieller ätiologischer Einflüsse und Anwendung modernster wissenschaftlicher Erkenntnisse zur Problemlösung sind erforderlich. Die erste Stufe muß die Erhebung und Quantifizierung der Problemstellen am Arbeitsplatz sein. Unter Mitwirkung von Sicherheitsbeauftragten ist eine ergonomische Arbeitsplatzgestaltung durchzuführen, der eine Testphase inklusive Training und Monitoring vorangehen muß. Es ist notwendig, sich über Risikoarbeiten, Pausengestaltung, Lockerungsübungen, Körpermechanik, richtige Auswahl und Benutzung von Werkzeugen, Sicherheits- und Schutzmaßnahmen, sowie die Beachtung wichtiger Kofaktoren wie Überstundenleistung oder Akkordarbeit zu informieren.

Das Ziel der Arbeitsmedizin bezüglich des berufsassoziierten KTS liegt vor allem bei Präventivmaßnahmen, die primär die Planung und Gestaltung des Arbeitsplatzes zum Inhalt haben müssen, und erst sekundär korrektive Maßnahmen.

Literatur

[1] Brain WR, Wright AD, Wilkinson M (1947) Spontaneous compression of both median nerves in the carpal tunnel. Lancet 1: 277–282.

[2] Hagberg M, Morgenstern H, Kelsh M (1992) Impact of occupations and job tasks an the prevalence of carpal tunnel syndrome. Scand J Work Environ Health 18: 337–345.

[3] Katz JN, Larson MG, Fossel AH, Liang MH (1991) Validation of a surveillance case definition of carpal tunnel syndrome. Am J Public Health 81 (2): 189–193.

[4] Rossignol M, Stock S, Patry L, Armstrong D (1997) Carpal tunnel syndrome: What is attributable to work? The Montreal study. Occup Environ Med 54: 519–523.

[5] Silverstein BA, Fine LJ, Armstrong TJ (1987) Occupational factors and carpal tunnel syndrome. Am J Ind Med 11: 343–358.

[6] Tanaka S, Wild DK, Seligman PJ, Halperin WE, Behrens VJ, Putz-Anderson V (1995) Prevalence and work-relatedness of self-reported carpal tunnel syndrome among U.S. workers: Analysis of the Occupational Health Supplement Data of 1988 National Health Interview Survey. Am J Ind Med 27: 451–470.

[7] Terrono AL, Millender LH (1996) Management of work-related upper-extremity nerve entrapments. Orthop Clin North Am 27 (4): 783–793.

[8] Zenz C (1994) Occupational Medicine, 3rd Ed. Mosby – Year Book, St. Louis, MO.

Korrespondenz: Dr. Eva Valic, Klinische Abteilung Arbeitsmedizin, Univ.-Klinik für Innere Medizin IV, Währinger Gürtel 18–20, A-1090 Wien, Österreich. Fax: 0043-1-4088011. E-Mail: eva.valic@akh-wien.ac.at

Gutachtliche Wertung des Karpaltunnelsyndroms

Erich Scherzer

Das Karpaltunnelsyndrom (KTS) ist zwar infolge seines häufigen Vorkommens, etwa 20% aller peripheren Nervenläsionen und etwa 50 % aller Brachialgien, klinisch und therapeutisch von großer Wichtigkeit, gutachtlich jedoch von geringer Bedeutung. Letzteres erklärt sich durch den Umstand, daß das KTS lange Zeit hindurch nur subjektive Beschwerden verursacht, daß es gut behandelt werden kann und daß es nur selten zu schwereren Folgen führt. Eine exakte, schrittweise Diagnostik, welche auf Anamnese, klinischer Untersuchung und Hilfsbefunden beruht, ist Basis für die gutachtliche Stellungnahme. Die Begutachtung des KTS sollte, da es sich bei dem klinischen Beschwerdebild primär um ein Irritations- und erst in weiterer Folge um ein Läsionssyndrom des *Nervus medianus* im Karpaltunnel (KT) handelt, durch den nervenärztlichen Sachverständigen erfolgen. Teils werden Gutachten auch von orthopädischer, (unfall)chirurgischer und internistischer Seite erstattet, was dann zusätzlich angezeigt ist, wenn eine einschlägige fachbezogene Grunderkrankung vorliegt.

Diagnose

Als erstes hat der Sachverständige sicherzustellen, daß der zu Begutachtende tatsächlich an einem KTS leidet. Er muß deshalb nach den typischen Beschwerden und Symptomen fahnden und selbstverständlich auch eine differentialdiagnostische Abgrenzung gegenüber ähnlichen Gesundheitsstörungen treffen. Die Mehrzahl der Gutachtenfälle weist eine bereits langdauernde Anamnese auf, gekennzeichnet durch Schwellungs- und Steifigkeitsgefühl im Handbereich, durch nächtliche, oft brennende Parästhesien und durch Schmerzen, welche bis zur Schulter und bis zum Nacken reichen *(Brachialgia paraesthetica nocturna),* wobei Schütteln oder Massieren der Hand eine vorübergehende Besserung bringt. Besonders am Morgen sind die Bewegungen der betroffenen Finger ungeschickt und erschwert, welcher Zustand sich aber tagsüber bessert. Durch Belastungen in Form längerdauernder, schwerer, manueller Tätigkeiten verstärken sich meist die geschilderten subjektiven Beschwerden. Der Gutachter muß sich davor hüten, das klinische Bild der *Brachialgia paraesthetica nocturna* stets einem KTS gleichzusetzen, da auch ein anderer Reizzustand an der oberen Extremität, z. B. eine radikuläre Irritation, eine ähnliche Symptomatik verursachen kann.

Außer einer Druckdolenz oder einem Tinel-Hoffmann-Phänomen über dem *Ligamentum carpi transversum (Retinaculum flexorum)* und dem oft positiven Phalen-Test (Schmerzhaftigkeit infolge kritischer Druckerhöhung im KT bei Handgelenksextension oder -flexion über eine Minute) fehlen anfangs objektive Symptome. Diese kommen erst später hinzu, nämlich als Sensibilitätsstörungen, Daumenballenparese sowie -verschmächtigung.

Sensibilitätsstörungen finden sich in Form von Hypästhesie, Dysästhesie, Hyperalgesie und Hyperpathie im distalen Medianusbereich, vor allem im autonomen Innervationsgebiet am Endglied des Zeige- und Mittelfingers. Aufgrund des faszikulären Nervenaufbaus und aufgrund der nicht seltenen Anomalien in der Nervenversorgung der Hand kann eine unterschiedliche Anzahl von Fingern gefühlsgestört sein. Typischerweise ist der vom *Ramus palmaris nervi mediani* versorgte Hautbezirk von der Sensibilitätsstörung ausgespart, da dieser Nervenast schon proximal des *Ligamentum carpi transversum* vom Hauptstamm abgeht und nicht durch den KT verläuft. Differentialdiagnostisch müssen von der Gefühlsstörung infolge eines KTS andere sensible Beeinträchtigungen der oberen Extremitäten abgegrenzt werden, besonders radikuläre Störungen und Polyneuropathien. Mit Rücksicht auf die Lokalisation der Medianusschädigung beim KTS sind alle sensiblen Ausfälle, die über das Handgelenk nach proximal reichen, auszuschließen. Hingegen können eine lokale Druckempfindlichkeit und ein positives Tinel-Hoffmannsches Klopfzeichen auch oberhalb des KT vorhanden sein, wofür pathophysiologisch möglicherweise ein Stau des Axoplasmastromes verantwortlich sein mag, zumal in solchen Fällen eine Verlängerung der Nervenleitgeschwindigkeit auch proximal des *Ligamentum carpi transversum* festgestellt wurde.

Anfangs zeigt sich die motorische Beeinträchtigung beim KTS typischerweise in Form zunehmender Ungeschicklichkeit und/oder lokaler Muskelkrämpfe. Die Parese des KTS wirkt sich vor allen Dingen am *Musculus opponens pollicis* und am *Musculus abductor pollicis brevis* aus (Beeinträchtigung des Gegenüberstellens, der pronatorischen Kreiselung und des palmaren Abspreizens des Daumens), geht mit einem positiven „Flaschenzeichen" (freibleibender Spalt zwischen Flaschenrand und erster Zwischenfingerfalte beim Ergreifen eines runden Gegenstandes) einher und führt schließlich zur sogenannten „Affenhand" (Daumen liegt infolge Überwiegens der langen Streckmuskulatur in der Ebene der übrigen Mittelhandknochen). Die motorische Schwäche des oberflächlichen Kopfes des *Musculus flexor pollicis brevis* und der *Musculi lumbricales I et II* fällt klinisch kaum auf. Auch in bezug auf die motorischen Ausfälle ist an die Möglichkeit von Anomalien in der Nervenversorgung der Hand, die immerhin in etwa 10% als anatomische Variante vorkommen, zu denken. Des weiteren müssen selbstverständlich sonstige Muskelaffektionen wie inzipiente amyotrophische Lateralsklerose, Syringomyelie usw. differentialdiagnostisch abgegrenzt werden.

Eine Dissoziation sensibler und motorischer Störungen schließt klinisch und gutachtlich ein KTS keineswegs aus, sondern wird nicht selten beobachtet. Es kann also neurologischerseits eine isolierte Gefühlsstörung oder eine isolierte Daumenballenparese bzw. -atrophie vorliegen. Unter Umständen bestehen vegetative Störungen im Medianusbereich, einerseits in Form von Kältegefühl und andererseits in Form vermehrter Schweißproduktion; aber auch raynaudartigen Beschwerden und einem Alföldischen Nagelbettzeichen kann man gelegentlich begegnen. Lediglich bei inveterierten und schwersten Fällen eines KTS findet man eine Anästhesie und Analgesie bei gleichzeitigem Verlust der physiologischen Schweißsekretion, welche durch den Mobergschen Ninhydrintest nachgewiesen werden kann.

Zur Stützung der klinischen Diagnose bzw. zum Nachweis eines KTS sollte der Gutachter nicht auf die Durchführung elektrophysiologischer Untersuchungen verzichten. Besonders wertvoll ist diesbezüglich die Neurographie, wobei wiederholt die Messung der antidromen sensiblen Nervenleitgeschwindigkeit (NLG) als ausreichend erachtet wird, zumal diese in 80 bis 90% der KTS pathologisch ist (siehe Kapitel 4). Schließlich sind aber infolge der örtlichen Nervendruckschädigung im KT sowohl die orthodrome als auch die antidrome NLG und die motorische NLG verlangsamt. Die distale motorische Latenz, d. h. die terminale Überleitungszeit, ist in mehr als 50% der Fälle von KTS verlängert. Eine totale Leitungsunterbrechung findet sich nur bei komplettem Funktionsverlust des Nervs. Die Elektromyographie bietet erst im Spätstadium des KTS Denervierungszeichen. Des weiteren empfehlen sich Röntgenspezialaufnahmen des KT und insbesondere Untersuchungen mit modernen bildgebenden Verfahren (Computertomographie, Magnetresonanztomographie, siehe Kapitel 5).

Die differentialdiagnostische Abgrenzung des KTS hat aufgrund von Anamnese, neurologischer Untersuchung und Hilfsbefunden zur primären Medianusläsion bei Brüchen der Speiche und der Handwurzelknochen, zu Medianusparesen mit einem Schädigungsort proximal des *Ligamentum carpi transversum,* zu Arthritiden und Arthrosen, besonders zur Arthrose des Daumensattelgelenkes, zu Polyneuritiden und rheumatischen Beschwerden, zu neurologischen Systemerkrankungen und zur ischämischen Muskelkontraktur der langen Beugemuskeln am Vorderarm sowie vor allen Dingen zu radikulären Syndromen (C 6 und C 7 mit entsprechenden Reflexabschwächungen sowie zumeist ausgedehnteren Sensibilitätsstörungen) zu erfolgen.

Ätiologie und Pathophysiologie

Da das KTS kein einheitliches Krankheitsbild darstellt, muß der Gutachter aus Anamnese und Hilfsbefunden (Röntgen, bildgebende Verfahren) dessen Entstehungsursache bestimmen. Pathophysiologisch handelt es sich um eine Kompressionsneuropathie des *Nervus medianus* auf Basis einer chronischen Drucksteigerung innerhalb des osteoligamentären Kanals der Handwurzel, welcher sich in die intramediäre Hohlhandloge fortsetzt. Insofern könnte man das KTS auch als Sonderform eines Kompartmentsyndroms auffassen, wobei die Besonderheit darin besteht, daß die Druckerhöhung im Karpaltunnel (KT) nicht durch eine ischämische Muskelschwellung bedingt wird. Typisch für das KTS ist ein Ödem der Sehnenscheiden und schließlich die Entwicklung eines entzündlich-proliferativen Prozesses.

Ätiologisch kann man ein entzündlich, vaskulär bzw. hypoxisch, hormonell, metabolisch, degenerativ, tumorös und konstitutionell bedingtes KTS unterscheiden. Letzteres macht zwischen 35 und 80% aller Fälle aus, wird als idiopathisches oder genuines KTS bezeichnet und auf eine vorbestehende, anlagemäßige, abnorme Enge des KT zurückgeführt. Es tritt bevorzugt an der Arbeitshand, später jedoch in etwa der Hälfte der Fälle an beiden Händen auf. Manchmal entwickelt es sich nach rascher starker Gewichtszunahme. Frauen sind doppelt so häufig betroffen wie Männer. Möglicherweise wird das idiopathische KTS infolge ungenügender Analyse zu oft diagnostiziert. So wurden vereinzelt *intra operationem* anatomische Varianten von Sehnen und Gefäßen im KT vorgefunden, welche bei längerdauernder schwerer Handarbeit einen chronisch entzündlich-proliferativen Prozeß an den Sehnenscheiden (Synovitis) mit Erhöhung des KT-Innendruckes in Gang gesetzt hatten. Der Einsatz von Röntgen und bildgebenden Verfahren, insbesondere der Kernspintomographie, kann heute präoperativ die Erkennung solcher anatomischer Anomalien und damit die Klassifizierung des solchermaßen verursachten Beschwerdebildes als symptomatisches KTS ermöglichen.

Das traumatisch bedingte KTS wird nach Radiusbrüchen an typischer Stelle in 3%, aber auch nach Handgelenksbrüchen und -verrenkungen mit volarer Dislokation, bei Lunatumnekrose und Pseudarthrose des *Os naviculare* beobachtet (siehe Kapitel 6). Es manifestiert sich meist drei bis sechs Wochen nach dem Trauma, wenn das Frakturhämatom in Organisation übergegangen ist, oder auch später, wenn sich allmählich überschießender Kallus gebildet hat. Es kann infolge einer sich entwickelnden posttraumatischen Arthrose auch erst Jahre nach einem Unfall ohne vorherige Brückensymptome auftreten und zu einer distalen Spätparese des *Nervus medianus* führen.

Im Falle einer entzündlichen Genese des KTS ist neben unspezifischen Erkrankungen der Beugesehnenscheiden, des *Ligamentum carpi transversum* mit Verdickung, neben Arthritis, Gicht und Rheumatismus an die Möglichkeit einer spezifischen Affektion zu denken, um so mehr dann, wenn der nicht-dominante Arm betroffen ist (Tuberkulose, Histoplasmose). Eine vaskuläre Entstehung des KTS ist bei arteriovenösem Shunt von Dialysepatienten gegeben. Die durch Hypoxydose bewirkte proliferative Bindegewebsreaktion an den Sehnenscheiden erweist sich umso stärker, je weiter distal der Shunt angelegt wurde. Dazu kommt noch die Entwicklung eines raumfordernden Ödems im KT infolge chronischer Blutstauung.

Einem KTS auf hormoneller Basis begegnet man in der Gravidität (2. Schwangerschaftshälfte), im Klimakterium, bei Einnahme oraler Antikonzeptiva und bei Hyperthyreose bzw. Myxödem. Anzuschuldigen ist in diesen Fällen eine ausgeprägte Ödemneigung. Bei der Akromegalie besteht hingegen eine distale Knochenwucherung mit Einengung des KT.

Das degenerativ bedingte KTS findet sich manchmal im Rahmen von Amyloidose und Mukopolysaccharid-Speicherkrankheiten. Letztere führen über saure Stoffwechselprodukte zu einer Erhöhung des onkotischen Drucks im Gewebe und damit wiederum zum Ödem. Außerdem spielen Skelettdeformierungen bei der Entwicklung dieser Form des KTS eine Rolle.

Eine metabolische Verursachung des KTS sieht man unter Umständen bei *Diabetes mellitus* oder bei Urämie.

Tumoren verschiedener Art, vor allem Ganglien und Exostosen, bewirken eine Raumforderung innerhalb des KT, erhöhen dadurch den KT-Innendruck, können aber auch den dort verlaufenden *Nervus medianus* direkt verdrängen und schädigen.

Eine mechanische Ursache für das KTS kommt in reiner Form von außen bei Rollstuhlfahrern und Beinamputierten, deren Armstützkrücken bei ungenügender Polsterung direkt auf den volaren Handwurzelbereich drücken, und von innen bei einer seltenen anatomischen Anomalie mit aberrantem Muskelbauch im KT (bei jeder Fingerbeugung maßgebliche Druckerhöhung und ev. auch direkte Kompression des *Nervus medianus*) sowie bei Fällen einer sogenannten Beschäftigungsneuropathie vor. Letztere entsteht aufgrund wiederholter und langdauernder manueller Belastung durch an sich physiologische Bewegungen oder lang eingenommene ungünstige Handstellungen. Oft läßt sich zusätzlich eine Enge des KT nachweisen, so daß hier ein fließender Übergang zum konstitutionellen KTS besteht. Infolge ungünstiger Arbeitsbedingungen wurden früher Beschäftigungsneuropathien mit Schädigung des *Nervus medianus* innerhalb des KT überdurchschnittlich häufig bei gewissen Berufsgruppen angetroffen, z. B. bei Zigarrenwicklerinnen, Schneiderinnen und Büglerinnen, bei Melkern, Tischlern, Schustern und sogar bei Zahnärzten. Auch das stundenlange, allenfalls verkrampfte Halten des Kfz-Lenkrades wurde schon in Einzelfällen mit einem professionell bedingten KTS in Zusammenhang gebracht.

Gutachtliche Anerkennung – Kausalitätsbeurteilung

In der *gesetzlichen bzw. sozialen Unfallversicherung* muß der kausale Zusammenhang des klinisch festgestellten KTS mit einem Arbeitsunfall nachgewiesen werden. Man fordert zur gutachtlichen Anerkennung eines traumatisch bedingten KTS: Beschwerdefreiheit vor dem Unfall, adäquates Trauma mit einem geeigneten Schädigungsmechanismus (Radius-, Handwurzelknochenfraktur, Luxation) und mit zeitlichem Zusammenhang im Sinne von Brückensymptomen bis zur ersten Manifestation nach Wochen. Das Fehlen solcher Brückensymptome bedeutet jedoch keinen Ausschluß der Unfallkausalität bei sekundärer Arthrose mit stark verzögertem Auftreten eines KTS und einer Spätparese des *Nervus medianus.* Als indirekte späte Folge eines Unfalles im Sinne eines Zweitschadens bzw. einer mittelbaren Schädigungsfolge muß ein KTS anerkannt werden, das durch äußeren Druck einer Armkrücke oder ähnlich bei manueller Bedienung eines Rollstuhlrades auf den KT bewirkt wird. Die entsprechend geschlossene Kausalitätskette muß vom Gutachter nachvollziehbar dargelegt werden. Die Kausalitätsbeurteilung erfolgt in der gesetzlichen Unfallversicherung nach der Theorie der wesentlichen Bedingung, die besagt, daß jener Umstand, der überragende Bedeutung am Zustandekommen der Gesundheitsschädigung hat, alleinige Ursache im Rechtssinne ist.

Als eigenständige *Berufskrankheit* scheint das KTS in der Liste der Berufskrankheiten nicht auf. Es kann jedoch in besonders gelagerten Fällen ausnahmsweise in die Gruppe der Druckschädigungen peripherer Nerven eingeordnet werden. Für eine solche gutachtliche Anerkennung ist der Nachweis einer langdauernden berufsbedingten Nervenschädigung vor allem durch stereotype Bewegungsabläufe im Hand- und

Handgelenksbereich bei gleichzeitigem Ausschluß maßgeblicher konstitutioneller Faktoren und einer maßgeblichen individuellen Disposition zur Entwicklung eines KTS notwendig. Die Befragung zahlreicher Sozialversicherungsträger in Österreich und auch in Deutschland hat ergeben, daß in den letzten Jahren nur ganz vereinzelt Fälle eines KTS als berufsbedingt anerkannt wurden. So kann bei Arbeitern an Preßluftgeräten und ähnlichen Maschinen ein KTS auftreten, das sich von den typischen Vibrationsschäden nicht besonders abgrenzen läßt und daher in deren Gesamteinschätzung mitberücksichtigt wird. Im großen und ganzen gehen die Sozialversicherungsträger davon aus, daß unter den heutigen, allgemein günstigen Arbeitsbedingungen ein isoliertes KTS berufsbedingt kaum entstehen und insbesondere kein rentenpflichtiges Schädigungsausmaß erreichen kann, zumal bereits zuvor entsprechende verhütende Maßnahmen einschließlich Operation und Arbeitsplatzwechsel gesetzt werden. Grundsätzlich hat der Gutachter in kausaler Hinsicht zu entscheiden, ob die örtliche Druckwirkung auf den *Nervus medianus* durch eine spezielle Berufstätigkeit als Ursache des KTS anzusehen ist oder ob berufsunabhängige Faktoren wie schicksalhafte Erkrankungen, Disposition und Konstitution am Zustandekommen des Beschwerdebildes maßgebliche bzw. überwiegende Schuld tragen. Im Falle einer streng einseitigen Berufsbelastung kann ein Seitenvergleich der Medianusfunktionen, vor allem auf elektrophysiologischem Gebiete, die gutachtliche Entscheidung erleichtern, wenn sich Störungen nicht nur unilateral, sondern bilateral finden. Die Kausalitätsbeurteilung bei Berufskrankheiten erfolgt ebenso nach der Therapie der wesentlichen Bedingung.

Was die *Pensionsversicherungen* in Österreich anlangt, so erübrigt sich eine Spezifizierung oder Kausalitätsbestimmung der Gesundheitsstörung, derentwegen die Pension angestrebt wird. Die Beurteilung, ob Invalidität, Berufsunfähigkeit, Dienstunfähigkeit oder Erwerbsunfähigkeit vorliegt, erfolgt lediglich nach dem Ausmaß der Gesundheitsschädigung.

In der *privaten Unfallversicherung* deckt sich die gutachtliche Analyse mit jener, welche zuvor bezüglich der gesetzlichen Unfallversicherung dargelegt wurde. Es muß also ebenso eine Kausalitätsbeurteilung der behaupteten Unfallfolgen im Hinblick auf den eingetretenen Unfall vorgenommen werden. Die Unfallkausalität wird dabei nach der Adäquanztheorie bestimmt, welche besagt, daß der adäquate Zusammenhang dann zu bejahen ist, wenn eine Tatsache im allgemeinen und nicht nur unter besonders eigenartigen, ganz unwahrscheinlichen und nach dem regelmäßigen Verlauf der Dinge außer Betracht zu lassenden Umständen zur Herbeiführung eines Erfolges geeignet war. Im übrigen sind die allgemeinen Bedingungen für die private Unfallversicherung (AUVB) in der jeweils zutreffenden Form vom Gutachter streng zu berücksichtigen.

In der *Haftpflichtversicherung bzw. im Zivilgerichtsverfahren* gewinnt lediglich das traumatisch bedingte KTS, wie es zuvor dargelegt wurde, gutachtliche Bedeutung. Die Kausalitätsbestimmung folgt der Adäquanztheorie. Zusätzlich zur Beurteilung der aktuellen und dauernden Unfallfolgen mit Auswirkungen auf das Berufs- und Privatleben sind unfallkausale Schmerzperioden nach Intensität und Dauer einzuschätzen. Letztere betreffen nicht nur tatsächliche Schmerzen, sondern auch alle anderen unfallbedingten Unbilden wie Gefühlsstörungen, Beeinträchtigungen der Motorik, Ungeschicklichkeit, Störungen der Nachtruhe durch Parästhesien usw. Zeitweise auftretende Schmerzen und diesen gleichzusetzende Unbilden sind auf Perioden kontinuierlicher Schmerzen, ausgedrückt in vollen Tagen, zu komprimieren. Abgesehen von einer eventuellen Operation fallen in der Schmerzeinschätzung des traumatisch bedingten KTS keine starken Schmerzen, sondern nur wenige mittelgradige und überwiegend leichte Schmerzen an. Es ist unmöglich, allgemein gültige Angaben über das Schmerzausmaß beim KTS zu machen, da jeder Fall anders geartet ist und daher individuell eingeschätzt werden muß. Schließlich wird noch nach der Möglichkeit von Spätfolgen, also nach der Prognose, gefragt. Der Gutachter sollte in seiner Antwort nicht versäumen, auf die meist guten Resultate operativer Eingriffe hinzuweisen, kann aber Spätkomplikationen nicht mit absoluter Sicherheit ausschließen.

Einschätzung und Beurteilung

Die gutachtliche Einschätzung erfolgt in der gesetzlichen oder sozialen Unfallversicherung und im Falle einer Berufskrankheit als *Minderung der Erwerbsfähigkeit (MdE)* auf dem fiktiven allgemeinen Arbeitsmarkt. Wenn einschätzungsmäßig ein Satz von 20% erreicht wird, steht dem Betroffenen als Sozialversicherungsleistung eine Unfallrente oder eine Versehrtenrente zu. Liegt die eingeschätzte MdE unter 20 %, so ist das rentenpflichtige Ausmaß nicht erreicht, es sei denn, daß der Versicherte bereits eine Sozialrente bezieht (sogenannte Stützrente). Die MdE-Einschätzung eines KTS richtet sich nach den objektiv festgestellten neurologischen Ausfällen, d. h. nach dem Grad der distalen Medianusschädigung. Bei einem totalen Nervenausfall (motorisch komplette Lähmung, sensibel komplette Anästhesie) im klassischen Innervationsbereich wird in Österreich, ungeachtet der Läsionsseite [1], eine MdE von 25% zugebilligt [5]. In Deutschland macht man hingegen einen Unterschied zwischen dominanter und nicht-dominanter Hand: 25% und 20% [2] oder 30% und 25% [4] bzw. 25–30% und 20–25% [3].

Zu berücksichtigen sind Abweichungen vom klassischen Syndrom des kompletten distalen Medianusausfalles infolge anatomischer Anomalien in der Nervenversorgung der Hand. Dadurch können sich etwas höhere oder auch etwas niedrigere MdE-Sätze ergeben. Die Einstufung hat jeweils nach den tatsächlich vorhandenen Funktionsausfällen und Behinderungen, also nicht schablonenhaft nach der gestellten Diagnose zu erfolgen. Wesentlich sind Gefühlsstörungen an den ersten drei Fingern der Hand, da sie das Tasten bzw. das Feingefühl erheblich beeinträchtigen. So wird der komplette Sensibilitätsverlust bei distaler Medianusläsion in Österreich rechts oder links gleichermaßen mit einer MdE von 20% [5], in Deutschland an der Gebrauchshand mit 20% und an der Hilfshand mit 15% [2, 3] eingeschätzt. All diese MdE-Sätze beziehen sich auf den totalen Nervenfunktionsverlust. In der Regel sind die motorischen und sensiblen Ausfälle aber nur partiell und dementsprechend niedriger einzuschätzen. Sie liegen nach eigener Erfahrung im Durchschnitt zwischen 5 und 10% MdE und erreichen damit, sofern nicht durch eine andere Versehrtenrente gestützt, nicht die zum Rentenbezug notwendige Höhe.

Die *private Unfallversicherung* verlangt eine Einschätzung nach der sogenannten *Gliedertaxe* und gibt diesbezüglich in einer Liste für den völligen Verlust oder für die völlige Funktionsunfähigkeit unterschiedlicher Extremitätenbereiche Prozentsätze vom Ganzen an. Eine Unterscheidung zwischen Gebrauchs- und

Hilfshand wird nicht getroffen. Die gutachtliche Einschätzung der neurologischen Ausfälle des KTS geht am besten vom vollen Armwert aus [3], der je nach Versicherungsbedingungen zwischen 70 und 80% ausmacht. Die Armwertminderung sollte gemäß den ursprünglichen Empfehlungen nicht in Prozenten, sondern in Form eines Bruches angegeben werden: 1/2, 1/3, 1/4 usw. des vollen Armwertes. So kann man auf den ersten Blick zwischen MdE-Einschätzung der Sozialversicherung und Extremitätenwertminderung der privaten Unfallversicherung unterscheiden und beugt Verwechslungen zwischen den Prozentsätzen unterschiedlicher Ausgangswerte vor. Die Einschätzung in der privaten Unfallversicherung bezieht sich auf die bleibende Invalidität; die Begutachtung sollte daher nicht zu früh angesetzt werden. Durch Vergleich und Interpolation kommt man zu einer Armwertminderung von 1/3 (33,3%) für die komplette distale motorische und sensible Medianuslähmung [5, 6] und zu einer Armwertmindungen von 3/10 (30%) für den kompletten sensiblen Medianusausfall [5, 6]. Da aber beim KTS in der Regel nur Teilläsionen vorliegen, bewegt sich die Einschätzung der bleibenden Invalidität erfahrungsgemäß um 1/10 (10% Armwertminderung). Ohne daß dies in den AUVB gedeckt wäre, finden sich in Deutschland auch Angaben, welche die Händigkeit berücksichtigen, nämlich an der Gebrauchshand 1/3 und an der Hilfshand 1/4 [2] für die komplette untere Medianusläsion, wogegen der isolierte komplette Sensibilitätsverlust durch Medianusausfall an der Hand ohne Seitenunterschied mit 1/5 angegeben wird [2].

Sowohl in der Sozialversicherung als auch in der privaten Unfallversicherung müssen Überschneidungen und Überlappungen bei gleichzeitiger neurologischer und chirurgischer bzw. orthopädischer oder internistischer Begutachtung berücksichtigt werden, weil ein rein additives Vorgehen bei der Bestimmung des globalen Schadens ein falsches Resultat ergäbe. Die zuvor genannten Prozentsätze und Bruchzahlen stellen *empfohlene Mittelwerte* dar, von denen der Gutachter, wenn er eine hiefür nachvollziehbare und schlüssige Begründung abgibt, auch abweichen kann. Dies ist beispielsweise der Fall, wenn ausgeprägte trophische Veränderungen oder ein erhebliches irritatives Läsionssyndrom mit starker Hyperpathie oder Kausalgie vorliegt. Die üblichen und im Regelfall zu erwartenden subjektiven Beschwerden sind hingegen in den Einschätzungsrichtwerten inkludiert.

Divergent sind die Meinungen, ob Duldungszwang zur Operation eines KTS besteht oder nicht. Als Gutachter kann man zwar eine Operation vorschlagen, jedoch nicht absolut fordern, zumal die *Duldungspflicht* in die juristische Kompetenz fällt. Der chirurgische Eingriff ist bei Versagen der konservativen Therapie (Ruhigstellung des Handgelenkes auf einer gut gepolsterten volaren Armschiene, vor allem während der Nacht, Kortikosteroidinfiltrationen des KT, meist nur vorübergehende Besserung) angezeigt und sollte nicht nur in der Durchtrennung des *Ligamentum carpi transversum,* sondern auch in einer exakten Neurolyse und allenfalls zusätzlichen Synoviektomie (teils umstritten) bestehen (siehe Kapitel 13). Stets sollte ein histologischer Befund an entnommenem Sehnenscheidengewebe erhoben werden, um auch gutachtlich das Vorhandensein und das Ausmaß des zugrundeliegenden ödematösen und entzündlich-proliferativen Prozesses beurteilen zu können. Schmerzfreiheit tritt meist unmittelbar nach der Operation ein, wogegen sich Sensibilitätsstörungen in 90% der Fälle innerhalb zweier Jahre zurückzubilden pflegen. Motorische Ausfälle haben postoperativ eine schlechtere

Remissionstendenz. Die Endbegutachtung sollte am besten ein bis zwei Jahre nach der chirurgischen Intervention erfolgen. Bei Vorliegen korrekturbedürftiger patho-logisch-anatomischer Veränderungen im KT müssen diese nach Lage des Falles beseitigt und die Wiederherstellung normaler anatomischer Verhältnisse angestrebt werden.

Invalidität (Arbeiter), Berufsunfähigkeit (Angestellte), Dienstunfähigkeit (Be-amte, Bergknappen) und Erwerbsunfähigkeit (Bauern) werden in der Pensionsver-sicherung durch ein KTS kaum jemals erreicht. Es überrascht, wenn man manch-mal selbständig Erwerbstätige sieht, die ungeachtet einer beiderseitigen hochgra-digen Medianusläsion bei KTS ihrer beruflichen Tätigkeit weiterhin und mit Erfolg nachgehen. Versicherungsmäßig besteht oft kein Berufsschutz, und auch bei Vor-liegen eines solchen wird man vorerst alle therapeutischen Maßnahmen ausschöp-fen und dann einen Arbeitsplatzwechsel, eventuell nach entsprechender Umschu-lung, vorschlagen.

Insgesamt erweist sich somit das KTS, wie bereits eingangs erwähnt, diagno-stisch und therapeutisch als wichtig, jedoch gutachtlich als wenig bedeutungsvoll.

Literatur

[1] Krösl W, Zrubecky G (1980) Die Unfallrente. Enke, Stuttgart.
[2] Manz F (1987) Periphere Nervenschäden. In: Suchenwirth RMA, Wolf G (Hrsg) Neu-rologische Begutachtung. G Fischer, Stuttgart New York, S. 355–404.
[3] Rauschelbach HH (1995) Minderung der Erwerbsfähigkeit – Grad der Behinderung. In: Rauschelbach HH, Jochheim KA (Hrsg) Das Neurologische Gutachten. Thieme, Stuttgart New York, S. 37–62.
[4] Richtlinien für die Begutachtung und Tabellen (1987) In: Suchenwirth RMA, Wolf G (Hrsg) Neurologische Begutachtung. G Fischer, Stuttgart New York, S. 699–703.
[5] Scherzer E (1990) Die Wertung neurologischer Schäden an der oberen Extremität im Unfallgutachten. Forschung und Praxis der Begutachtung 38: 13–35.
[6] Scherzer E, Krösl W (1994) Handbuch der chirurgischen und neurologischen Unfallbegutachtung in der Privatversicherung. Maudrich, Wien München Bern.

Korrespondenz: Univ.-Prof. Dr. Erich Scherzer, em. Primarius des Rehabilitationszen-trums Wien-Meidling der Allgemeinen Unfallversicherungsanstalt, Kundratstraße 37, A-1120 Wien, Österreich. Fax: 0043-1-60 150-352.

Qualitätsplanungsprojekt – Karpaltunnelsyndrom

Elisabeth Sadek

Einleitung

Die eigene Arbeit auf einer Metaebene zu betrachten, ist eine Selbstverständlichkeit im Fachbereich, aber ungewohnt in bezug auf Organisationen. Die Organisationsstruktur des Krankenhauses nach Fachgruppen und Berufsgruppen führt zu einem Verantwortungsvakuum bei all jenen Prozessen, die übergreifend angesiedelt sind. Die Koordinationsleistung erbringt der Patient. Verbesserungsarbeit der Organisation ist in der täglichen Routinearbeit nicht integriert, die Kultur ist kaum darauf ausgerichtet, Routinehandlungen zu hinterfragen. Das Rollenverständnis des Arztes ist das eines Experten in seinem Fachgebiet, die Organisation ist dazu da, die Rahmenbedingungen für die inhaltliche Arbeit bereitzustellen.

Das Qualitätsplanungsprojekt „Karpaltunnelsyndrom" ist fachgruppenübergeifend und berufsgruppenübergreifend, direkt patientenorientiert und erfüllt daher die Bedingungen des kunden- und prozeßorientierten Ansatzes des Qualitätsmanagements.

Methode

Der Primärprozeß „Diagnose und Therapie des Karpaltunnelsyndroms" wurde in bezug auf medizinische Qualität und Qualität der Ablauforganisation im Regelfall von einem Neurologen und einem Facharzt für Plastische Chirurgie, Neurochirurgie, Unfallchirurgie, Orthopädie oder Allgemeinchirurgie, mit Beratung durch einen Qualitätsmanager, dargestellt. In einem ersten Schritt wurden jeder Tätigkeit Zuständigkeit, Qualitätsmerkmal und Nachvollziehbarkeit zugeordnet. Es ist nicht die Aufgabe des Qualitätsmanagements, Fachstandards aufzustellen, sondern etabliertes Wissen in der Praxis umzusetzen. Sind Fachstandards, wie in diesem Falle, nicht vorhanden, dann ist es legitim, lokale Standards aufzustellen.

Ergebnis

Tabelle 1. Darstellung des Primärprozesses: Diagnose und Therapie des KTS

Qualitätsdimension: klinisch medizinische Qualität/Qualität der Ablauforganisation		
Zuständigkeit	Tätigkeit	Qualitätsmerkmal/ Nachvollziehbarkeit
Patient hat Schmerzen im Arm und sucht einen Arzt auf		
Arzt für Allgemeinmedizin Allgemeinchirurgie Plastische Chirurgie Neurochirurgie Orthopädie Neurologie Interne Medizin	Klinische Untersuchung und Zuweisung zur neurophysiologischen Diagnostik	Zusatzqualität des Institutes: Neurophysiolgie. Qualität der Zuweisung: Erweiterung der Anzahl der zu untersuchenden Nerven bei Bedarf Qualität der Interprätation: Diagnose und eventuell Prognose möglich. Qualität der Zuwendung
Zuweisung zu Labor und bildgebenden Verfahren		
Arzt für Allgemeinmedizin Allgemeinchirurgie Plastische Chirurgie Neurochirurgie Orthopädie Neurologie Interne Medizin	Patient kommt mit Befunden zum Zuweiser zurück	Qualität der Aufklärung über Therapieverfahren: operativ: offen/geschlossen Neurolyse/ohne Neurolyse konservativ: medikamentös/physikalisch
Patient entscheidet sich zur Operation		
Arzt für Allgemeinchirurgie Plastische Chirurgie Neurochirurgie Orthopädie Fach- u. Berufsgruppen Krankenhausträger Öffentlichkeit Pensionsversicherung Zusatzversicherung	Patient wird operiert stationärer Aufenthalt	Qualität der medizinischen Leistung: Dokumentation der medizinischen Leistung Patientenzufriedenheit: Abläufe/Zuwendung Wirtschaftlichkeit? LKF (mittlere Liegezeit 3 Tage, Tageschirurgischer Eingriff) Qualität der Zuwendung?
Operateur	Patient in der frühen postoperativen Phase	Qualität der medizinischen Leistung: Wundheilung
Arzt für Physikalische Medizin Physiotherapeut Ergotherapeut	späte postoperative Phase	Qualität der Mobilisierung? Wiederaufnahme der Nervenfunktion? Objektive Beurteilung?

Tabelle 1 (Fortsetzung)

Qualitätsdimension: klinisch medizinische Qualität/Qualität der Ablauforganisation		
Zuständigkeit	Tätigkeit	Qualitätsmerkmal/ Nachvollziehbarkeit
Arzt für Allgemeinmedizin Plastische Chirurgie Orthopädie Neurochirurgie Neurologie Interne Medizin Krankenhausträger Versicherung Öffentlichkeit	Patient kommt 3 Monate nach OP zur Kontrolle	Medizinisch-fachliches Ergebnis: Klinik, Neurophysiologie. Patientenzufriedenheit? Wirtschaftlichkeit? Dokumentation: Krankengeschichte

Diskussion

Der nächste Schritt ist die Entscheidung, ob das Qualitätsplanungsprojekt weitergeführt wird. Dazu wäre nötig: Ein Auftraggeber, ein Projektleiter, ein Projektmoderator und eine Projektgruppe. Das Ziel des Projektes wäre zu definieren, die Ressourcen und ein Zeitrahmen festzulegen.

Ziele können sein: Ablauforganisation der Diagnostik, Therapie und medizinisch-fachliche Ergebniskontrolle des Karpaltunnelsyndroms. Das Verständnis von Qualität wird ausgeweitet um die Qualität der internen Leistungserbringungsprozesse an den Nahtstellen. An den Naht- oder Schnittstellen zwischen den beteiligten Berufs- und Fachgruppen ist die Bildung von Qualitätszirkeln förderlich für Kommunikation, Information und die Erstellung von Ursache-Wirkungs-Analysen.

Qualitätsmanagement des Patienten mit Schmerzen im Arm

Darin ist das oben genannte Ziel inkludiert, das Projekt ist erweitert um die Dimension der Kundenorientierung und Wirtschaftlichkeit. Kunden im Sinne des Qualitätsmanagements sind alle am Prozeß Beteiligten. Das sind Patienten, alle Fach- und Berufsgruppen, die direkt am Patienten eine Leistung erbringen, und in weiterer Folge alle Organisationen, die auf diese Leistungen Einfluß nehmen und im weitesten die Öffentlichkeit (z. B. politischer Wille, soziale Leistungen, Rechtsprechung).

Die berechtigten Erwartungen aller am Prozeß Beteiligten werden erhoben und in Qualitätsmerkmale übersetzt. Daraus werden die Anforderungen an den Prozeß abgeleitet. Das Ergebnis wird auf zwei Ebenen kontrolliert: Werden die Erwartungen erfüllt? Ist der Prozeß sicher? Prozesse, die die berechtigten Erwartungen aller Kunden und die professionellen Standards erfüllen, sind effizient.

Schlußfolgerung

Das Rollenverständnis des Arztes als medizinisch-fachlicher Experte kann in Organisationen um die Rolle des Qualitätsmanagers in bezug auf alle qualitätsbezogenen Leistungen erweitert werden. Neben der externen Qualitätskontrolle kann internes Qualitätsmanagement, das an den zum Ergebnis führenden Prozessen ansetzt, diese Prozesse kundenorientiert und effizient gestalten, an Hand von Kennzahlen beobachten und steuern. Dazu ist der Einsatz von Ressourcen, das ist die Zeit der Projektgruppenmitglieder und die Kosten externer Berater, notwendig, sowie eine EDV-gestützte Dokumentation.

Literatur

Juran JM (1993) Qualität von Anfang an. Verlag Moderne Industrie, Landsberg.
Heimerl-Wagner P, Köck Ch (1996) Management in Gesundheitsorganisationen. Ueberreuter, Wien.
Hansel J, Lomnitz G (1993) Projektleiter-Praxis. Springer, Berlin Heidelberg New York.
Kaspar H, Mayrhofer W (1993) Organisation. Ueberreuter, Wien.

Korrespondenz: OA Dr. Elisabeth Sadek, Facharzt an der Abteilung für Anästhesie und Allgemeine Intensivmedizin, Wilhelminenspital, Montleartstraße 37, A-1160 Wien, Österreich.

SpringerMedizin

Walter Siegmeth, Franz Singer

Bildatlas zu Veränderungen der Hand bei rheumatischen Erkrankungen und deren Grenzgebieten

1998. IX, 46 Seiten.
106 großteils farbige Abbildungen.
Gebunden DM 68,–, öS 476,–
ISBN 3-211-83089-8.

Täglich bieten medizinische Erkenntnisse eine Fülle von neuen Einblicken in die Ätiologie und Pathogenese von Erkrankungen. Es ist das Anliegen der Autoren, mit diesem Bildatlas differentialdiagnostische Hinweise zu geben, die Medizinstudenten sowie Spezialisten in Praxis oder Klinik die Diagnosestellung erleichtern. Die Hand ist in vielerlei Hinsicht das Spiegelbild des Menschen, insbesondere aber des Patienten.

„... Insgesamt eine für Selbststudium und Lehre hervorragend geeignete, umfangreiche Abbildungssammlung, deren Wert durch die gleichzeitig mögliche Präsentation auf dem Computerbildschirm noch verstärkt wird."

Rheumatology in Europe

„... Alle, die sich mit der klinischen Rheumatologie verbunden fühlen ... werden an diesem Bildatlas nicht vorbeikommen und wertvolle Kenntnisse daraus gewinnen ..."

Top Medizin

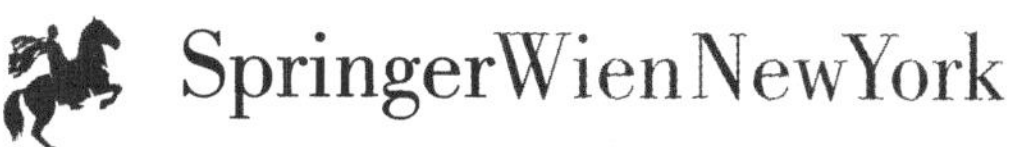

SpringerWienNewYork

Sachsenplatz 4–6, P.O.Box 89, A-1201 Wien, Fax +43-1-330 24 26, e-mail: books@springer.at, **Internet: http://www.springer.at**
New York, NY 10010, 175 Fifth Avenue • D-14197 Berlin, Heidelberger Platz 3 • Tokyo 113, 3–13, Hongo 3-chome, Bunkyo-ku

SpringerMedizin

Brigitte Worofka, Jutta Lassmann, Kurt Bauer, Wolfgang Kristoferitsch

Praktische Liquorzelldiagnostik

1997. IX, 118 Seiten.
106 großteils farbige Abbildungen.
Broschiert DM 39,–, öS 275,–
ISBN 3-211-83060-X

Ein einfacher Zugang zur Liquorzelldiagnostik wird anhand eines umfangreichen Farbbildteiles und leicht verständlicher Erläuterungen sowohl zu den theoretischen und technischen Grundlagen der Liquorzytologie als auch zur Bearbeitung der Proben im Labor ermöglicht. Normale und pathologische Liquorzellbilder werden ausführlich beschrieben und den entsprechenden neurologischen Erkrankungen zugeordnet.

„... Die Lesbarkeit ist durchwegs ausgezeichnet. Besonders müssen die hervorragenden Farbabbildungen erwähnt werden, die einen echten Atlas der zellulären Veränderungen darstellen und höchsten Ansprüchen genügen ... Als Leitfaden insgesamt sehr übersichtlich, hilfreich und lesenswert."

Pädiatrie&Pädologie

„... ist es den Autoren gelungen, die Komplexität der Liquorzelldiagnostik in überschaubarer und insbesondere auch visuell verständlicher Form darzustellen ... ein handlicher Entscheidungshelfer für die Befundung von Liquorpräparaten."

mta

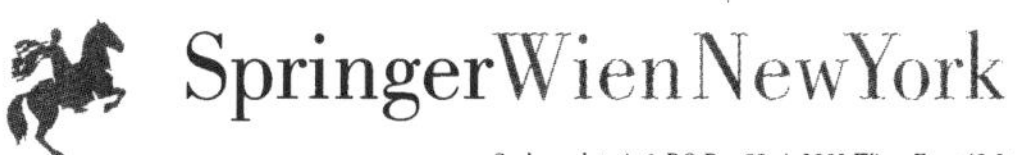

SpringerWienNewYork

Sachsenplatz 4–6, P.O.Box 89, A-1201 Wien. Fax +43-1-330 24 26, e-mail: books@springer.at, **Internet: http://www.springer.at**
New York, NY 10010, 175 Fifth Avenue • D-14197 Berlin, Heidelberger Platz 3 • Tokyo 113, 3–13, Hongo 3-chome, Bunkyo-ku